国家卫生和计划生育委员会"十二五"规划教材

全国中等卫生职业教育配套教材

供护理、助产专业用

护理技术综合实训
学习指导及护考训练

主　编　高晓梅　黄惠清

副主编　寇桂香　肖秀英

编　者（以姓氏笔画为序）

王　敏（聊城职业技术学院）

许志娟（河南理工大学）（兼秘书）

孙　伟（黑龙江护理高等专科学校）

肖秀英（珠海市人民医院）

肖继红（江门中医药学校）

陈美静（福建省福清卫生学校）

周雅馨（太原市卫生学校）

高晓梅（河南理工大学）

黄惠清（珠海市卫生学校）

寇桂香（甘肃省卫生职业学院）

人民卫生出版社

图书在版编目（CIP）数据

护理技术综合实训学习指导及护考训练/高晓梅,黄惠清
主编. —北京:人民卫生出版社,2015

ISBN 978-7-117-21820-7

Ⅰ.①护…　Ⅱ.①高…②黄…　Ⅲ.①护理学-医学院校-
教学参考资料　Ⅳ.①R47

中国版本图书馆 CIP 数据核字（2015）第 287314 号

人卫智网	www.ipmph.com	医学教育、学术、考试、健康,
		购书智慧智能综合服务平台
人卫官网	www.pmph.com	人卫官方资讯发布平台

护理技术综合实训学习指导及护考训练

主　　编：高晓梅　黄惠清
出版发行：人民卫生出版社　（中继线 010-59780011）
地　　址：北京市朝阳区潘家园南里 19 号
邮　　编：100021
E - mail：pmph @ pmph. com
购书热线：010-59787592　010-59787584　010-65264830
印　　刷：天津安泰印刷有限公司
经　　销：新华书店
开　　本：787×1092　1/16　　印张：6
字　　数：150 千字
版　　次：2016 年 1 月第 1 版　2023 年 1 月第 1 版第 4 次印刷
标准书号：ISBN 978-7-117-21820-7
定　　价：13.00 元

打击盗版举报电话：010-59787491　E-mail：WQ @ pmph.com
质量问题联系电话：010-59787234　E-mail：zhiliang @ pmph.com

前言

《护理技术综合实训学习指导及护考训练》是全国中等卫生职业教育"十二五"规划教材之一。主教材突出以岗位胜任力为导向的教学理念，以临床案例、护理工作情景与任务为主线，引导学生运用护理程序的思维模式与工作方法，对病人进行护理评估、明确护理诊断/健康问题、制订护理计划、实施护理操作、给予健康指导并评价护理效果。突出个案护理、重视学生临床思维模式的培养和解决病人实际问题的综合能力训练，并注重学生团队合作完成工作任务的护理职业精神的养成。

为使同学们对主教材有更好的理解，辅助教材对主教材的9个工作项目编写了学习指导和护考训练。在学习指导中，对每个项目做了学习小结，指出了学习中的重难点，对主教材中的临床案例按护理程序的工作方法，提出85个问题引导学生进行思考。同时根据临床案例及护理过程中涉及的基础护理和专科护理的75项常用护理技能，配合护士执业考试，精心编撰的护考训练题500余题，能使学生在学习过程中对护理技能更好地理解。

本教材的编写内容更加贴近临床实际，也更符合行业标准和就业岗位的需求，适用于护理及助产专业学生使用。

通过编委们的积极努力与通力合作以及各编委所在院校和所在地医院的大力支持，本教材得以顺利完成，在此一并谨致真诚感谢。

由于编者的水平和时间有限，教材中难免有不成熟和疏漏之处，敬请使用本教材的广大师生、读者和护理同仁不吝赐教和指正。

高晓梅 黄惠清

2016 年 1 月

目 录

项目一　病人入院与出院护理

【学习指导】

一、学习小结

本项目是病人入院与出院的护理,主要训练在病人入院和出院过程中护士需给予的护理工作,入院过程中涉及入院手续的办理、住院处护士护送病人到病区、病区护士接诊病人及接诊后的初步护理,出院过程主要涉及为病人办理出院手续、护送病人出院及病人出院后床单位的处理。

本项目中涉及的主要护理实践技能包括:

1. 暂空床准备
2. 病人入院护理
3. 生命体征测量及记录
4. 麻醉床准备
5. 病人搬运
6. 病人出院护理
7. 备用床准备

二、重点、难点解析

入院和出院护理过程中虽然可能涉及以上操作技能,但重点是要根据具体案例具体分析,将操作技能与案例的需要结合起来,做到恰如其分,满足病人入院及出院时的护理需要。

本项目中的案例描述的是一位阑尾炎病人入院和治疗后出院的场景,入院时病人没有手术指征,病人在办理入院手续时,病区护士接到通知,根据病人的性别、年龄、所患疾病等选择病室和病床,为病人准备暂空床,因为入院时病人未进行手术,所以按一般病人入院时的初步护理完成,热情迎接病人,自我介绍及向病人介绍病区环境和同病室病友,使其尽快适应住院环境,同时,为病人做入院护理评估,做相应的体格检查。病人入院后,随着病情的进展,做了阑尾炎切除手术,在病人进入手术室后,病区护士要对病人的床铺进行更换,按需要铺成麻醉床,手术回来,要与手术室护士交接病人,同时将病人移回病床,在病人痊愈出院时,护士要协助病人办理出院手续,对病人进行出院指导,护送病人出院,由于病人年轻、体质好,恢复也快,出院时病人可以自行行走,不需运送工具,在病人出院后,护士要对病人用过的床单位进行消毒,铺备用床,准备迎接新病人。

本项目的难点,一是要学会运用护理程序对病人进行护理评估,根据案例找出病人存在的健康问题,做出明确的护理诊断,根据护理问题,确定相应的护理目标,同时围绕护理目标制定相应的护理措施,以确保达到护理目标;二是确定在实施护理措施的过程中需要用到哪些护理技能,同时运用熟练的护理技能配合护理目标的实现。

【护考训练】

一、案例分析题

李某,女,22岁。1天前出现无明显诱因的上腹部疼痛,以脐周为主,呈持续性,伴恶心、呕吐,呕吐5次,呕吐物为胃内容物,自服胃药+止痛药(具体用药不详),疼痛无缓解,后出现右下腹疼痛,进行性加重,并伴发热,来我院就诊,急诊科以"急性阑尾炎"收住普外科。

问题:

1. 支持急性阑尾炎诊断的主要特征是什么?

2. 如果是急性阑尾炎,病人疼痛严重,此时能给病人用止痛药吗?为什么?

病人发病以来未进食,精神、睡眠差。入院后查体:T 37.3℃,P 120次/分,R 20次/分,BP 116/64mmHg,急性面容、痛苦表情、自主体位、查体配合。

问题:

3. 病人不正常的体征是什么?正常值是多少?

4. 什么是急性面容?

辅助检查结果:白细胞 10.8×10^9/L,中性粒细胞 70.9%,淋巴细胞 20.2%,红细胞 4.47×10^{12}/L,血小板 151×10^9/L,腹部彩超示:阑尾炎征象,盆腔少量积液。

问题:

5. 根据以上描述的病情进展情况,可以为病人做出哪些护理诊断?

6. 支持各项护理诊断的依据是什么?

7. 最应排在首位的护理诊断是哪个?

8. 针对这些护理诊断,制定哪些护理措施较合适?

9. 如果病人需手术,手术后的护理措施包括哪些?

10. 重点观察病人可能会出现哪些并发症?

二、单项选择题

(一)A1型题

1. 病人办理住院手续的凭证是
   A. 单位介绍信　　　　B. 转院证明　　　　C. 门诊病历
   D. 住院证　　　　　　E. 医保卡

2. 病人床单位**不包括**的物品是
   A. 照明灯　　　　　　B. 床旁桌　　　　　C. 床尾椅
   D. 输液架　　　　　　E. 呼叫装置

3. 准备暂空床的目的是
   A. 准备接收新病人　　　　　　B. 保护床褥不被污染
   C. 为手术病人做准备　　　　　D. 方便入院后的病人使用

E. 方便术后病人使用

4. 准备麻醉床时,床中部的橡胶单上缘距床头的距离是

    A. 30～35cm   B. 35～40cm   C. 40～45cm

    D. 45～50cm   E. 50～55cm

5. 暂空床的盖被折叠方法是

    A. 盖被连续三折于床尾

    B. 盖被连续四折于床尾

    C. 盖被上端向内折 1/4,然后扇形三折于床尾

    D. 盖被扇形四折于床尾

    E. 盖被头端向上折,然后再扇形三折于床尾

6. 备用床枕头放置的正确方法是

    A. 枕头开口背门,横立于床头   B. 枕头开口背门,平放于床头

    C. 枕头开口朝向门,横立于床头   D. 枕头开口朝向门,平放于床头

    E. 横立于床头

7. 入院病人可暂免沐浴的情况是

    A. 急性甲型肝炎病人   B. 高血压的病人

    C. 糖尿病病人   D. 急性心肌梗死病人

    E. 慢性扁桃体炎择期手术者

8. 病人入院时,病区护士接诊病人后,首先要做的是

    A. 自我介绍   B. 为病人测量身高、体重

    C. 为病人测量生命体征   D. 为病人介绍环境

    E. 为病人介绍主管医生

9. 正常腋下温度及其波动范围是

    A. 36.3℃,36.0～36.5℃   B. 36.3℃,36.0～37.0℃

    C. 36.5℃,36.0～37.0℃   D. 36.6℃,36.1～37.1℃

    E. 37.0℃,36.5～37.5℃

10. 有关体温测量描述**错误**的是

    A. 经口呼吸者不宜测口温   B. 口温多用于婴儿和昏迷病人

    C. 心脏病病人不宜测量肛温   D. 腋下出汗较多者不宜测量腋温

    E. 腹泻者不宜测量肛温

11. 速脉指成人每分钟脉搏超过

    A. 80 次   B. 90 次   C. 100 次

    D. 110 次   E. 120 次

12. **不可能**出现丝脉的疾病是

    A. 甲状腺功能亢进   B. 大出血   C. 主动脉瓣狭窄

    D. 休克   E. 心功能不全

13. 测量呼吸时护士的手不离开诊脉部位是为了

    A. 保持病人体位不变   B. 易于计时

    C. 对照呼吸和脉搏的频率   D. 不被察觉,以免病人紧张

    E. 观察病人面色

14. 测量和记录呼吸的方法**不正确**的是
    A. 诊脉结束后护士继续保持诊脉的姿势开始测量呼吸
    B. 观察胸部或腹部起伏次数,一起一伏为一次呼吸
    C. 呼吸不规则应测 30 秒,测得数值乘以 2
    D. 病人剧烈活动后应休息 20 ~ 30 分钟再测量
    E. 测量呼吸前不必向病人解释,以免引起病人紧张

15. 测量血压时,水银柱下降的速度为
    A. 2mmHg/s   B. 3mmHg/s   C. 4mmHg/s
    D. 5mmHg/s   E. 6mmHg/s

16. **不属于**测量血压"四定"内容的是
    A. 定时间   B. 定测量者   C. 定部位
    D. 定体位   E. 定血压计

17. 病人出院后,床垫、床褥、枕芯、棉胎放在日光下暴晒
    A. 2 小时   B. 4 小时   C. 6 小时
    D. 7 小时   E. 10 小时

18. 协助病人向平车挪动的顺序为
    A. 上身、臀部、下肢   B. 上身、下肢、臀部   C. 下肢、臀部、上身
    D. 臀部、下肢、上身   E. 臀部、上身、下肢

19. 两人搬运病人的正确方法是
    A. 甲托头肩部,乙托臀部   B. 甲托背部,乙托臀、腘窝部
    C. 甲托颈、腰部,乙托大腿和小腿   D. 甲托头、背部,乙托臀和小腿
    E. 甲托头颈肩、腰部,乙托臀、腘窝部

(二)A2 型题

20. 王某,男,80 岁。因呼吸困难、不能平卧前来就诊,门诊护士应
    A. 做好卫生宣教   B. 测量病人生命体征
    C. 安排病人提前就诊   D. 安排病人到隔离门诊就诊
    E. 让病人按挂号顺序就诊

21. 杨某,女,25 岁。哮喘发作入院,入病区后的初步护理措施中**不正确**的是
    A. 护士简单自我介绍,消除陌生感
    B. 立即给病人氧气吸入
    C. 安慰病人,减轻焦虑
    D. 详细介绍环境及规章制度
    E. 通知医生,给予诊治

22. 张某,女,25 岁。即将分娩,现办理入院手续后入住产科病房,针对该病人的处理措施**错误**的是
    A. 由住院处护士护送病人入病区
    B. 病人换下的衣服和贵重物品交家属带回
    C. 盆浴
    D. 与病区值班护士做好病情及物品的交接
    E. 立即通知病区护士准备接收新病人

23. 张某,女,78 岁。下楼时不慎扭伤脚踝,现护士用轮椅护送病人去做检查,**错误**的操作是
    A. 病人上轮椅时椅背与床头平齐　　　　B. 病人下轮椅时椅背与床尾平齐
    C. 病人上轮椅时应翻起脚踏板　　　　　D. 推轮椅时应放下脚踏板
    E. 病人双脚置于脚踏板上

24. 王某,男,65 岁。肺心病合并心力衰竭急诊入院,入病区前给予吸氧、静脉输液,护士用平车护送病人入病区时应
    A. 暂停吸氧,继续输液
    B. 暂停输液,继续吸氧
    C. 暂停吸氧输液
    D. 暂停护送,病情好转后再送入病房
    E. 继续输液吸氧,避免中断

25. 李某,女,22 岁。以呼吸困难、发绀、烦躁不安急诊入院,医生拟诊断为"急性心力衰竭",住院处护士护送病人入病区,住院处护士与病区值班护士交接的内容**不包括**
    A. 病情交接　　　　B. 治疗措施　　　　C. 护理措施
    D. 个人卫生　　　　E. 诊治过程

26. 李某,女,22 岁。急性阑尾炎,住院处在办理入院手续时通知了普外科病区,病区护士接到住院处通知后,正确的处理是
    A. 填写有关记录　　　　B. 通知医生　　　　C. 备齐用物,铺暂空床
    D. 备齐用物,铺备用床　　　　E. 迎接新病人

27. 张某,女,62 岁。以"冠心病"收入院,入病区后的初步护理措施中**不正确**的是
    A. 向病人做自我介绍,消除陌生感　　　　B. 测量生命体征、体重
    C. 通知医生,给予诊治　　　　　　　　　D. 介绍病区环境、规章制度
    E. 用红色钢笔填写住院病历眉栏

28. 郭某,女,29 岁。胆囊炎入院治疗,护士建立住院病案时首页应是
    A. 体温单　　　　B. 医嘱单　　　　C. 体格检查单
    D. 住院证　　　　E. 住院病案首页

29. 赵某,男,75 岁。需测量直肠温度时,护士应将肛表插入肛门
    A. 1 ~ 2cm　　　　B. 2 ~ 3cm　　　　C. 3 ~ 4cm
    D. 4 ~ 5cm　　　　E. 5 ~ 6cm

30. 张某,男,70 岁。测口温时不慎将体温计咬碎,护士应立即采取的措施是
    A. 催吐　　　　B. 口服蛋清液　　　　C. 服缓泻剂
    D. 洗胃　　　　E. 清除口腔内玻璃碎屑

31. 高某,女,46 岁。有机磷农药中毒,病人意识不清,呼吸微弱,不易观察,护士测量呼吸的方法正确的是
    A. 测量 30 秒　　　　　　　　　　　B. 测脉率后观察胸部起伏次数
    C. 听呼吸的声音计数　　　　　　　　D. 用手感觉呼吸气流计数
    E. 用少许棉花置病人鼻孔前观察棉花飘动次数计数

32. 刘某,女,36 岁。脑外伤,病人表现为烦躁不安、面色苍白、四肢厥冷,其脉搏特征是
    A. 强大有力　　　　　　　　　　　B. 细弱无力
    C. 动脉管壁变硬,失去弹性　　　　D. 二联律

E. 绌脉

33. 张某,女,42 岁。心包积液,病人可出现
    A. 水冲脉　　　　　　　B. 奇脉　　　　　　　C. 交替脉
    D. 细脉　　　　　　　　E. 绌脉

34. 金某,女,76 岁。糖尿病酮症酸中毒,病人的呼吸可表现为
    A. 费力呼吸　　　　　　B. 深而规则的大呼吸　　C. 叹息样呼吸
    D. 蝉鸣样呼吸　　　　　E. 鼾声呼吸

35. 林某,男,65 岁。因过量服用巴比妥类药物而中毒,病人出现潮式呼吸,其特点是
    A. 呼吸暂停,呼吸减弱,呼吸增强反复出现
    B. 呼吸减弱,呼吸增强,呼吸暂停反复出现
    C. 呼吸浅慢,逐渐加深加快再变浅慢,呼吸暂停后,周而复始
    D. 呼吸深快,呼吸暂停,呼吸浅慢,三者交替出现
    E. 呼吸深快,逐步浅慢,以至暂停,反复出现

36. 郭某,女,29 岁。胆囊炎入院治疗,接诊护士为其测量生命体征时,**不正确**的操作是
    A. 腋下测量体温 10 分钟　　　　　B. 首选桡动脉作为测脉搏部位
    C. 血压计袖带松紧以能插入 1 指为宜　D. 听诊器塞于袖带内
    E. 病人可选择坐位测量血压

37. 李某,女,58 岁。高血压,护士为其测量血压时,病人取坐位或仰卧位,肱动脉分别平
    A. 第 3 肋软骨,腋中线　　B. 第 4 肋软骨,腋中线　　C. 第 5 肋软骨,腋前线
    D. 第 6 肋软骨,腋后线　　E. 第 4 肋软骨,腋前线

38. 徐某,男,52 岁。行胃次全切除术。病区护士在为其准备床单位时,**不正确**的操作是
    A. 准备麻醉护理盘　　　　　　　B. 枕头横立于床头
    C. 盖被三折于床尾　　　　　　　D. 床中部、头部铺橡胶单和中单
    E. 椅子放于接收病人对侧床尾

39. 张某,男,32 岁。硬膜外麻醉下行阑尾切除术。病区护士准备的麻醉护理盘中**不需要**
    A. 开口器　　　　　　　B. 吸痰管　　　　　　　C. 吸氧管
    D. 导尿管　　　　　　　E. 舌钳

40. 陈某,男,45 岁。甲状腺瘤术后痊愈,准备出院,出院护理中**错误**的是
    A. 通知病人及其家属做好出院准备
    B. 交代出院后注意事项
    C. 办理出院手续
    D. 凭医生处方领取病人出院后需服药物
    E. 停止各种治疗,口服药除外

41. 李某,女,22 岁。硬膜外麻醉下行阑尾切除术,术后 7 天办理出院,出院后病区护士应准备的床单位是
    A. 麻醉床　　　　　　　B. 备用床　　　　　　　C. 加铺橡胶单的备用床

D. 暂空床　　　　　　　　E. 加铺橡胶单的暂空床

42. 李某,女,22 岁。硬膜外麻醉下行阑尾切除术,术后 7 天办理出院,出院后病区护士准备床单位时操作**不正确**的是
　　A. 移开床旁桌椅至合适位置
　　B. 从床头至床尾翻转床垫
　　C. 将床褥从床头至床尾平铺于床上
　　D. 对齐中线铺大单,先铺床尾再铺床头
　　E. 套好被套,两边齐床沿铺成被筒

43. 陈某,女,56 岁。肺炎痊愈出院,护士整理其出院病案时,首页应是
　　A. 住院病案首页　　　　B. 医嘱单　　　　　　C. 病程记录
　　D. 体温单　　　　　　　E. 住院证

44. 陈某,女,56 岁。肺炎痊愈出院,病人出院时,护士送别用语**忌用**
　　A. 请注意休息　　　　　B. 请按时复诊　　　　C. 请按时服药
　　D. 请坚持戒烟　　　　　E. 欢迎下次再来

（三）**A3/A4 型题**

(45~49 题共用题干)

李某,女,22 岁。因 1 天前出现无明显诱因的上腹部疼痛,以脐周为主,呈持续性,伴恶心、呕吐,呕吐 5 次,呕吐物为胃内容物,自服胃药 + 止痛药(具体用药不详),疼痛无缓解,后出现右下腹疼痛,进行性加重,并伴发热,来我院就诊,急诊科以"急性阑尾炎"收住普外科。

45. 支持急性阑尾炎诊断的主要特征是
　　A. 无明显诱因的上腹部疼痛　　　　B. 脐周持续性疼痛
　　C. 服止痛药无缓解　　　　　　　　D. 转移性右下腹疼痛
　　E. 疼痛同时伴恶心、呕吐

46. 病人发病以来未进食,精神、睡眠差。入院后查体:T 37.3℃,P 98 次/分,R 20 次/分,BP 116/64mmHg,急性面容,痛苦表情,自主体位,查体配合。**不正常**的体征是
　　A. T 37.3℃　　　　　　B. P 98 次/分　　　　　C. R 20 次/分
　　D. BP 116/64mmHg　　　E. 自主体位,查体配合

47. 辅助检查:白细胞 $10.8 \times 10^9/L$,中性粒细胞 70.9%,淋巴细胞 20.2%,红细胞 $4.47 \times 10^{12}/L$,血小板 $151 \times 10^9/L$,腹部彩超示:阑尾炎征象,盆腔少量积液。支持病人"有体液不足的危险"的护理诊断的依据是
　　A. 脐周持续性疼痛,恶心,呕吐
　　B. 白细胞 $10.8 \times 10^9/L$
　　C. 中性粒细胞 70.9%
　　D. 腹部彩超示:阑尾炎征象,盆腔少量积液
　　E. BP 116/64mmHg

48. 下列护理诊断中排在首位的应是
　　A. 疼痛　与阑尾炎症刺激腹膜有关
　　B. 体温升高　与阑尾炎症感染有关
　　C. 有体液不足的危险　与呕吐、发热导致体液丧失和未进食有关

   D. 睡眠形态紊乱　与疼痛、发热等不适刺激有关

   E. 潜在并发症:弥漫性腹膜炎、门静脉炎、腹腔脓肿、感染性休克

49. 针对此病人,护理措施**不正确**的是

   A. 入院后尽快给予解痉止痛药、止吐药和退热药

   B. 入院后协助病人取半坐卧位,暂时禁食

   C. 做好手术前常规准备

   D. 术后1~2天禁食

   E. 术后1周内忌牛奶或豆制品,忌灌肠及应用导泻剂等

(50~53题共用题干)

王某,男,65岁。化脓性阑尾炎,于2014年11月9日11时收住普外科。

50. 入院后,护士要在体温单上填写入院时间,正确的写法是

   A. 在体温单40~42℃之间相应时间内用蓝笔填写入院时间

   B. 在体温单40℃以上用红笔填写入院时间

   C. 在体温单40~42℃之间相应时间内用红笔竖写入院时间

   D. 在体温单41~42℃之间用红笔填写入院时间

   E. 在体温单41~42℃之间相应时间内用红笔填写入院时间

51. 入院后查体:T 39.2℃,P 102次/分,R 20次/分,BP 116/64mmHg,体温单正确的绘制方法是

   A. 体温用蓝"×"表示　　　B. 呼吸用红"●"表示　　　C. 脉搏用红"○"表示

   D. 体温用红"●"表示　　　E. 呼吸用蓝"●"表示

52. 判断其体温为

   A. 正常　　　　　　　　　B. 轻度发热　　　　　　　C. 中度发热

   D. 高热　　　　　　　　　E. 超高热

53. 物理降温半小时后测得体温的正确绘制符号是

   A. 红虚线红点　　　　　　B. 红虚线红圈　　　　　　C. 蓝虚线蓝点

   D. 蓝虚线蓝圈　　　　　　E. 红虚线蓝圈

(54~56题共用题干)

张某,男性,48岁。股骨颈骨折,全麻下行股骨头置换术,术中生命体征正常,术后回病房。

54. 手术后病区护士应为其准备的床单位是

   A. 麻醉床　　　　　　　　B. 备用床　　　　　　　　C. 加铺橡胶单的备用床

   D. 暂空床　　　　　　　　E. 加铺橡胶单的暂空床

55. 术后护理人员应遵医嘱给予该病人

   A. 特级护理　　　　　　　B. 一级护理　　　　　　　C. 二级护理

   D. 三级护理　　　　　　　E. 四级护理

56. 术后护理人员巡视病人的时间宜为

   A. 24小时专人护理　　　　　　　　　B. 每15~30分钟巡视一次

   C. 每1小时巡视一次　　　　　　　　D. 每2小时巡视一次

   E. 每3小时巡视两次

（57～61 题共用题干）

郭某，男性，27 岁，车祸后急诊入院。病人第 3、4 腰椎骨折，神志清楚，生命体征正常，需要收入骨科手术治疗。

57. 护士拟用平车运送病人入病区，从病床移至平车宜选用最佳方法是

    A. 一人搬运法   B. 二人搬运法   C. 三人搬运法

    D. 四人搬运法   E. 挪动法

58. 护士搬运时，平车应放置的位置是

    A. 平车头端与床头呈钝角   B. 平车头端与床头呈锐角

    C. 平车尾端与床尾呈钝角   D. 平车尾端与床尾相接

    E. 平车紧靠床边

59. 病区护士根据病情选择四人搬运法，操作**不正确**的是

    A. 移开床旁桌椅

    B. 四人抬起病人时，动作要协调一致

    C. 在病人腰、臀下垫帆布兜或中单

    D. 四人分别站在病床及平车两侧

    E. 车上应垫木板，并固定好骨折部位

60. 推平车上下坡时，病人头部应在高处一端的目的是

    A. 防止血压下降   B. 避免呼吸不畅   C. 防止坠车

    D. 有利于跟病人交谈   E. 减轻头部充血不适

61. 运送途中护士操作**不正确**的是

    A. 护士应站在病人头端   B. 运送途中保持输液通畅

    C. 病人头部应卧于小轮端   D. 运送途中注意保暖

    E. 推车进门时先开门再推平车进入

（62～64 题共用题干）

患儿，8 岁。因脑外伤急诊入院，病人烦躁不安，面色苍白，四肢厥冷，脉搏 120 次/分，血压 76/46mmHg。

62. 住院处护士首先应

    A. 急速给予卫生处置   B. 通知负责医生   C. 协助办理入院手续

    D. 确定病人的护理问题   E. 护送病人入病区

63. 病区护士首先应

    A. 立即通知医生积极配合抢救   B. 填写各种护理记录单

    C. 介绍有关规章制度   D. 与营养室联系膳食

    E. 询问病史

64. 护士将病人移至床上的方法为

    A. 挪动法   B. 一人搬运法   C. 二人搬运法

    D. 三人搬运法   E. 四人搬运法

（65～67 题共用题干）

李某，女，58 岁。高血压，右侧肢体偏瘫。

65. 护士为其测量血压时选择左上肢的原因是

A. 护士操作方便　　　　B. 病人能配合活动　　　　C. 右侧肢体循环不良

D. 右侧肢体移动困难　　E. 右侧肢体肌张力增高

66. 护士为其测量血压时**不正确**的是

    A. 选择 12cm 宽的袖带

    B. 测量前嘱病人休息 20～30 分钟

    C. 坐位时肱动脉平第四肋软骨

    D. 袖带平整缠在上臂下部

    E. 袖带松紧度以能放入一指为宜

67. 测量时听不清血压波动音需重新测量,**错误**的方法是

    A. 将袖带内气体驱尽　　　　　B. 使汞柱降至"0"点

    C. 稍等片刻,再测第二次　　　D. 连测 2～3 次

    E. 取其最高值

(68～70 题共用题干)

赵某,男性,62 岁,因"风心病、房颤"入院。

68. 病人脉搏表现为

    A. 间歇脉　　　　　　B. 细脉　　　　　　C. 速脉

    D. 缓脉　　　　　　E. 丝脉

69. 脉搏特点是

    A. 心音强弱不等,但心律整齐,心率大于脉率

    B. 心音强弱不等,心率等于脉率,心律齐

    C. 脉率小于心率,强弱不等,节律不齐

    D. 心率小于脉率,心律不齐,心音强弱一致

    E. 心音强弱一致,心率不齐,心率等于脉率

70. 正确测量脉搏的方法是

    A. 先测脉率,再测心率

    B. 先测心率,再测脉率

    C. 一人同时测脉率和心率

    D. 一人听心率,一人测脉率,同时测一分钟

    E. 一人测脉率,一人计时

三、多项选择题

71. 测量脉搏时正确的是

    A. 不用拇指诊脉

    B. 病人情绪激动时休息 20 分钟后再测

    C. 异常脉搏需测 1 分钟

    D. 脉搏细弱者可测心率

    E. 危重病人计数 30 秒,所测数值再乘以 2

72. 测量血压时导致测得的血压偏高的因素有

    A. 袖带过紧　　　　B. 肢体位置过高　　　　C. 袖带太窄

    D. 袖带过宽　　　　E. 肢体位置过低

73. 铺床时需要使用橡胶单和中单的病人是
    A. 偏瘫   B. 昏迷   C. 心绞痛
    D. 大手术后   E. 大小便失禁

74. 铺麻醉床的目的有
    A. 保护被褥不被污染   B. 使病人安全舒适
    C. 便于安置和护理术后病人   D. 防止术后伤口疼痛
    E. 预防并发症

75. 护理人员铺床时两腿前后分开稍屈膝、上身直立是为了
    A. 扩大支撑面   B. 增加身体稳定性   C. 省力
    D. 适应于不同方向操作 E. 姿势优美

76. 移动和搬运病人前的准备有
    A. 将各种导管和输液管安置妥当   B. 将床栏杆放下
    C. 固定床脚、车轮脚   D. 将盖被折叠至床头
    E. 牵引放松

77. 三人搬运病人上下平车的正确方法是
    A. 平车头端与床尾成钝角,固定车闸
    B. 护士三人站于平车的同一侧
    C. 护士甲一手托住病人的头、颈、肩,另一手托住背部
    D. 护士乙一手托住病人的腰部,另一手托住臀部
    E. 护士丙一手托住病人的腘窝,另一手托住小腿

78. 扶助病人上下轮椅,为确保病人安全,应做到
    A. 嘱病人手抓扶手,靠前坐   B. 行进中病人不可前倾身
    C. 翻下踏脚板,靠后坐   D. 护士站轮椅前,固定轮椅
    E. 下坡减慢速度,防滑坡

79. 出院病人的床单位处理正确的是
    A. 撤去污被服,放于污物袋内   B. 消毒液擦拭病床、床旁桌及床旁椅
    C. 紫外线灯消毒床上物品   D. 开窗通风
    E. 铺好暂空床,迎接新病人

80. 下列哪些病人需先入院,后办理入院手续
    A. 急性心肌梗死   B. 脑出血昏迷
    C. 慢性胃炎   D. 胃溃疡穿孔并发出血
    E. 高热

(高晓梅)

选择题参考答案

1. D	2. D	3. D	4. D	5. C	6. B	7. D	8. A	9. C	10. B
11. C	12. A	13. D	14. C	15. C	16. B	17. C	18. A	19. E	20. C
21. D	22. C	23. A	24. E	25. E	26. C	27. E	28. A	29. C	30. E
31. E	32. B	33. B	34. B	35. B	36. D	37. B	38. C	39. D	40. E

41. B　42. D　43. A　44. E　45. D　46. A　47. A　48. A　49. A　50. C
51. A　52. D　53. B　54. A　55. B　56. C　57. D　58. E　59. D　60. E
61. C　62. E　63. A　64. B　65. C　66. D　67. E　68. B　69. C　70. D
71. ABCD　72. CE　73. ABDE　74. ABCE　75. ABCD　76. ABC
77. ABCDE　78. BCE　79. ABCD　80. ABD

项目二　外伤病人的护理

【学习指导】

一、学习小结

本项目是外伤病人的护理,主要训练在病人外伤入院后护士配合医生完成伤口缝合及病人术后需给予的护理工作,入院过程中涉及外伤缝合手术前的准备工作,术后遵医嘱对病人实施药物注射,并做好伤口的护理。

本项目中涉及的主要护理实践技能包括:

1. 卫生洗手
2. 无菌技术基本操作
3. 隔离技术基本操作
4. 基本止血与包扎技术
5. 皮内注射
6. 肌内注射
7. 伤口护理

二、重点、难点解析

外伤病人护理过程中会涉及以上操作技能,重点是要根据病人的病情选择合适的护理技能,将操作技能与案例的需要结合起来,做到恰如其分,满足外伤病人的护理需要。

本项目中的案例描述的是一位手外伤病人伤后入院治疗的场景,入院时病人左手掌夹在车轮中,伤口较深,出血较多,需要立即清创缝合。急诊科护士在接到医嘱后,备好清创缝合所需无菌物品,术中配合医生手术,术后为病人止血包扎。病人自述曾患慢性乙型肝炎,在操作中按隔离种类注意做好职业防护。因病人伤口污染,术后需注射破伤风抗毒素(TAT),急诊治疗室护士遵医嘱为病人进行 TAT 过敏试验,20 分钟后观察结果为阳性,采用脱敏注射法为病人注射 TAT。术后 2 天,病人至外科普通门诊复查。医生检查病人伤口愈合良好,无感染。换药室护士按清洁伤口为病人进行伤口换药。

本项目的难点,一是要学会运用护理程序对病人进行护理评估,根据案例找出病人存在的健康问题,做出明确的护理诊断,根据护理问题,确定相应的护理目标,同时围绕护理目标制定相应的护理措施,以确保达到护理目标;二是确定在实施护理措施的过程中需要用到哪些护理技能,同时能根据病人的病情有针对性地运用熟练的护理技能配合护理目标的实现。

【护考训练】

一、案例分析题

张某,男,53 岁。20 分钟前在家修理架子车时,不慎将左手夹在架子车轮中,当即出血、疼痛,伤后无昏迷,无恶心、呕吐,自行包扎后急来医院就诊。查体:左手掌桡侧可见约3cm×1cm×1cm 大小之"U"形裂伤,创缘不整齐,伤口较深,有污染,出血较多。手指活动时疼痛加剧,触温觉正常,无明确骨擦感,甲床血运良好。病人神情紧张,烦躁。诊断:左手掌软组织挫裂伤。

问题:

1. 如何判断病人是否有血容量不足、神经损伤及骨折情况?

2. 根据以上描述的病情情况,可以为病人做出哪些护理诊断?

3. 支持各项护理诊断的依据是什么?

4. 最应排在首位的护理诊断应是哪个?

5. 针对这些护理诊断,制定哪些护理措施较合理?

病人自述于 5 年前患慢性乙型肝炎,无手术及药物过敏史。给予局麻下左手掌清创缝合术,抗感染。医嘱:破伤风抗毒素 1500IU,im,TAT 皮试( );伤口每 3 天换药 1 次,2 周后拆线;建议查左手 X 线片;病情变化随诊。

问题:

6. 根据病情描述确定病人的隔离种类并简述隔离原则。

7. 病人为什么需要注射 TAT,TAT 的作用是什么?

急诊治疗室护士遵医嘱为病人进行 TAT 过敏试验,20 分钟后观察结果为阳性,采用脱敏注射法为病人注射 TAT。

问题

8. TAT 过敏试验结果如何判断?

9. 如何进行 TAT 脱敏注射?

二、单项选择题

(一) A1 型题

1. 卫生洗手法,**错误**的一项是
    A. 取皂液于手上
    B. 双手指尖朝下,低于手腕充分搓洗 10 ~ 15 秒
    C. 注意指尖、指缝、指关节、拇指处
    D. 由指尖向腕,流水冲洗
    E. 身体勿近水池

2. 一次性口罩使用一般**不超过**
    A. 2 小时   B. 4 小时   C. 6 小时
    D. 8 小时   E. 10 小时

3. 卫生洗手法,搓揉时间至少
   A. 15 秒　　　　　　　B. 20 秒　　　　　　　C. 30 秒
   D. 1 分钟　　　　　　E. 2 分钟

4. 使用无菌容器时**不正确**的方法是
   A. 打开容器盖时,将盖内面向下　　　B. 手不可触及容器的内面
   C. 取出用物后立即将容器盖盖严　　　D. 无菌容器应每天消毒一次
   E. 手持无菌容器时,应托其底部

5. 无菌持物钳的正确使用方法是
   A. 钳端向上,不可跨越无菌区域
   B. 拿钳到远处夹取用物速去速回
   C. 门诊换药室的无菌持物钳要每周消毒一次
   D. 取、放无菌持物钳时,钳端均需闭合
   E. 可以夹取任何无菌物品

6. 铺无菌巾时,下列步骤**不妥**的是
   A. 擦干净治疗盘　　　　　　　　B. 上面一层向远端呈扇形折叠
   C. 用无菌持物钳夹取无菌治疗巾　　D. 折铺于治疗盘上
   E. 开口边向内

7. 穿脱隔离衣时要**避免**污染
   A. 腰带以上部位　　　　B. 腰带以下部位　　　　C. 衣领
   D. 胸前、背后　　　　　E. 袖子后面

8. 脱隔离衣的正确步骤是
   A. 解袖口,刷手,解领口,解腰带,脱去隔离衣
   B. 解腰带,刷手,解领口,解袖口,脱去隔离衣
   C. 解腰带,解袖口,刷手,解领口,脱去隔离衣
   D. 解袖口,解领口,刷手,解腰带,脱去隔离衣
   E. 刷手,解领口,解腰带,解袖口,脱去隔离衣

9. 用于临时止血的方法是
   A. 加压包扎止血　　　　B. 橡胶止血带止血　　　　C. 气压止血带止血
   D. 填塞止血　　　　　　E. 指压止血

10. 实施无痛肌内注射的措施,下列**不妥**的是
    A. 病人侧卧位时上腿弯曲
    B. 推注药液速度缓慢
    C. 俯卧位时足尖相对,足跟分开
    D. 不在有硬结的部位进针
    E. 同时注射两种药液时,应后注射刺激性强的药液

11. 皮内注射时,针头刺入深度应该是针梗的
    A. 针头斜面　　　　　　B. 全部刺入　　　　　　C. 1/2
    D. 2/3　　　　　　　　E. 1/3

12. 破伤风抗毒素过敏试验正确的操作步骤是
    A. 注射前询问过敏史　　　　　B. 进针部位在前臂掌侧上段

15

    C. 进针时针头与皮肤成 20°角   D. 注入药物前要抽回血

    E. 拔针后用干棉签轻压针刺处

13. 皮内注射时,下列措施**不妥**的是

    A. 注射前做好解释   B. 选择前臂掌侧下段为注射部位

    C. 推药液宜慢   D. 注射时,针尖斜面向下

    E. 用 75% 乙醇消毒皮肤

14. **不符合**破伤风抗毒素皮试结果阳性表现的是

    A. 局部皮丘红肿扩大   B. 硬结直径为 1cm

    C. 红晕大于 4cm   D. 皮丘周围有伪足、痒感

    E. 病人出现气促、发绀、荨麻疹

15. 臀大肌注射法的部位

    A. 髂后上棘和尾骨连线的外上 1/3 处   B. 髂前上棘和尾骨连线的外上 1/3 处

    C. 髂前上棘和尾骨连线的外上 1/4 处   D. 髂前上棘和尾骨连线的外下 1/3 处

    E. 髂前上棘和尾骨连线的外上 1/5 处

16. 污染伤口是指

    A. 没有致病菌污染的伤口

    B. 外伤后超过 24 小时的伤口

    C. 经抗生素溶液冲洗后的伤口

    D. 有致病菌入侵,但还没有引起感染的伤口

    E. 已经发生化脓感染的伤口

（二）**A2 型题**

17. 护士小王在进行戴无菌手套的练习,老师应予纠正的步骤是

    A. 先洗手,戴口罩和帽子

    B. 核对标签上的手套号码和灭菌日期

    C. 戴手套的手持另一手套的内面戴好

    D. 戴手套的双手置腰部水平以上

    E. 脱手套时,将手套翻转脱下

18. 建筑工人王师傅,脚被锈钉扎伤,继而发热,抽搐,牙关紧闭呈苦笑脸,诊断为破伤风。应施行

    A. 接触隔离   B. 昆虫隔离   C. 呼吸道隔离

    D. 肠道隔离   E. 保护性隔离

19. 王先生,乙肝病人,其看过的书报宜采取的消毒方法是

    A. 燃烧法   B. 高压蒸汽灭菌法   C. 喷雾法

    D. 熏蒸法   E. 干烤法

20. 护士小张,准备了一把长度为 16cm 的无菌镊子作为持物钳,采用浸泡法保存,浸泡罐内消毒液的深度至少应为

    A. 4cm 以上   B. 5cm 以上   C. 6cm 以上

    D. 7cm 以上   E. 8cm 以上

21. 病人,男,患乙型肝炎收住院,病人入院时换下的衣服应

    A. 统一焚烧   B. 包好后存放   C. 消毒后存放

D. 消毒后交给病人　　　　　　E. 交给家属带回

22. 护士小李,在隔离病区工作时的下列行为,正确的是
　　A. 掀页撕取避污纸　　　　　　　B. 把口罩挂在胸前
　　C. 身着隔离衣进入治疗室　　　　D. 为病人翻身后用手整理口罩
　　E. 护理结核病人后立即更换口罩

23. 传染病区护士中班结束与夜班护士床旁交班后,脱下的隔离衣悬挂正确的是
　　A. 挂在治疗室,清洁面朝外　　　　B. 挂在治疗室,清洁面朝内
　　C. 挂病室,清洁面朝外　　　　　　D. 挂在走廊,清洁面朝内
　　E. 挂在走廊,污染面朝内

24. 王护士,为病人做破伤风抗毒素过敏试验,正确的接种部位和方法是
　　A. 三角肌下缘,皮内注射　　　　　B. 三角肌下缘,皮下注射
　　C. 三角肌,肌内注射　　　　　　　D. 臀大肌,肌内注射
　　E. 前臂掌侧下段,皮内注射

25. 病人孙某,需注射破伤风抗毒素(TAT),皮肤试验结果阳性,脱敏注射第一次剂量为
　　A. 15IU　　　　　　B. 50IU　　　　　　C. 100IU
　　D. 150IU　　　　　E. 200IU

26. 林某,男,35 岁。因破伤风入院,神志清楚,全身肌肉阵发性痉挛、抽搐。下列病室环境条件中,**不符合**病情要求的是
　　A. 保持病室光线充足　　　　　　B. 相对湿度 50% ~60%
　　C. 开门关门动作轻　　　　　　　D. 室温 18 ~20℃
　　E. 门、椅脚钉橡皮垫

27. 李某,男,20 岁。左小腿被铁器刺伤,遵医嘱注射破伤风抗毒素,破伤风抗毒素脱敏注射时出现轻微反应的处理是
　　A. 立即停止脱敏注射　　　　　　B. 立即皮下注射盐酸肾上腺素
　　C. 待反应消退后减量增次注射　　D. 待反应消退后按原量注射
　　E. 待反应消退后一次注射

28. 张某,男,32 岁。脚底被铁锈钉刺伤,遵医嘱注射破伤风抗毒素,皮试结果:红肿大于 1.5cm,周围红晕达 6cm。采用脱敏注射,正确的方法和药物剂量为
　　A. 分 4 等份分次注射　　　　　　B. 分 5 等份分次注射
　　C. 分 4 次注射,剂量渐减　　　　D. 分 4 次注射,剂量渐增
　　E. 分 5 次注射,剂量渐增

29. 患儿,男,8 岁。首次注射破伤风抗毒素,下述操作过程正确的是
　　A. 注射前不做皮试
　　B. 选用 5ml 注射器及 7 号针头
　　C. 注射部位选用髂前上棘与尾骨连线的外 1/3 处
　　D. 注射部位皮肤用 75% 乙醇消毒
　　E. 进针时将针梗全部刺入

30. 夏女士,破伤风抗毒素皮试过程突觉胸闷、气促、面色苍白、脉细速,下列处理哪项是**错误**的
　　A. 病人平卧　　　　　　　　　　B. 通知医生

  C. 皮下注射异丙基肾上腺素   D. 氧气吸入

  E. 保暖

31. 张某,男,32 岁。因外伤需肌内注射破伤风抗毒素。病人取侧卧位时,正确的体位是

  A. 下腿伸直,上腿稍弯曲   B. 上腿伸直,下腿稍弯曲

  C. 双膝向腹部弯曲   D. 两腿弯曲

  E. 两腿伸直

32. 中学生,女,17 岁。行破伤风抗毒素过敏试验,20 分钟后结果显示局部皮丘红肿,硬结大于 1.5cm,红晕大于 4cm,自述有痒感,应采取的护理措施是

  A. 将抗毒素分成 4 等份,分次注射

  B. 在对侧前臂作对照试验后再注射

  C. 将抗毒素稀释,分 2 次注射

  D. 待病人痒感消失后再全量注射

  E. 将抗毒素分 4 次逐渐增加剂量注射

33. 李某,男,55 岁。外伤出血,血色鲜红,从伤口处随心搏不断涌出,紧急抢救的方法是

  A. 手指压血管

  B. 止血带或绷带从远心端压迫止血

  C. 止血带或绷带从近心端压迫止血

  D. 消毒后,用纱布包扎

  E. 绳子捆扎止血

34. 绷带包扎顺序原则上应为

  A. 从上向下、从左向右、从远心端向近心端

  B. 从下向上、从右向左、从远心端向近心端

  C. 从下向上、从左向右、从远心端向近心端

  D. 从下向上、从左向右、从近心端向远心端

  E. 从上向下、从右向左、从近心端向远心端

（三）A3/A4 型题

(35~37 题共用题干)

某护士在临床带教老师的指导下,正在进行无菌技术操作,其任务是铺无菌盘及戴消毒手套。

35. 无菌包打开后,未用完的无菌物品,按原折痕包扎好,注明开包日期及时间,其有效期为

  A. 4 小时   B. 8 小时   C. 12 小时

  D. 24 小时   E. 48 小时

36. 铺好的无菌盘有效期**不得超过**

  A. 4 小时   B. 8 小时   C. 12 小时

  D. 24 小时   E. 48 小时

37. 戴无菌手套时,**错误**的是

  A. 洗手,剪指甲,戴口罩

    B. 核对手套号码、灭菌日期及包装

    C. 未戴手套的手持手套的反折部分取出手套

    D. 戴上手套的手持手套的内面取出手套

    E. 戴好手套后,双手置于胸前

(38 ~ 44 题共用题干)

张某,女。铁锈钉刺破脚,注射破伤风抗毒素。皮试结果阳性。

38. 护士为病人做 TAT 皮试前首要了解

    A. 用药史   B. 家族史   C. 过敏史

    D. 注射部位   E. 皮试剂量

39. 做破伤风抗毒素皮试时,**错误**的是

    A. 如破伤风抗毒素过敏需做皮试

    B. 曾用过 TAT 超过一周,需再用,不用做皮试

    C. TAT 皮试液应现配现用

    D. TAT 试验阳性用脱敏注射法

    E. 皮试前应准备急救药物

40. 该病人使用的皮试液浓度是每毫升

    A. 15IU   B. 150IU   C. 1500IU

    D. 2000IU   E. 2500IU

41. 判断阳性结果的标准是

    A. 局部皮丘红肿,硬结大于 1.5cm,红晕大于 2cm

    B. 局部皮丘红肿,硬结大于 1.5cm,红晕大于 3cm

    C. 局部皮丘红肿,硬结大于 1.5cm,红晕大于 4cm

    D. 局部皮丘红肿,硬结大于 1.5cm,红晕大于 5cm

    E. 局部皮丘红肿,硬结大于 1.5cm,红晕大于 6cm

42. 病人皮试结果阳性,护士应该

    A. 不能注射破伤风抗毒素   B. 进行脱敏注射

    C. 通知医生处理   D. 用生理盐水作对照

    E. 密切观察病情变化

43. 脱敏注射后,病人面色苍白,冷汗,发绀,脉搏 120 次/分,血压 70/45mmHg,四肢麻木,烦躁不安,护士应立即给病人注射

    A. 盐酸异丙嗪   B. 苯丙肾上腺素   C. 异丙肾上腺素

    D. 盐酸肾上腺素   E. 去甲肾上腺素

44. 病人出现上述表现的原因考虑是

    A. 过敏体质   B. 抵抗力差   C. 药液污染

    D. 毒性反应   E. 剂量过大

(45 ~ 46 题共用题干)

患儿,18 个月。因高热需进行肌内注射解热药。

45. 注射部位应首选

    A. 臀大肌   B. 臀中肌、臀小肌   C. 前臂外侧

D. 上臂三角肌　　　　　　　　E. 股外侧肌

46. 为患儿肌内注射时,下列措施**不妥**的是

　　A. 注射前做好解释　　　　　　　B. 侧卧位时上腿应弯曲

　　C. 推药液宜慢　　　　　　　　　D. 注射油剂,针头宜粗长

　　E. 刺激性强的药后注射

(47～49 题共用题干)

李女士,56 岁。在路上行走时不慎绊倒,手掌、手腕部、膝盖部挫伤。

47. 局部处理方法**错误**的是

　　A. 局部制动　　　　　B. 抬高患肢　　　　　C. 血肿加压包扎

　　D. 早期局部热敷　　　E. 血肿若进行性增大,需切开止血

48. 病人膝关节需要包扎,应采用

　　A. 环形包扎法　　　　B. 蛇形包扎法　　　　C. 螺旋形包扎法

　　D. 回返式包扎法　　　E. "8"字包扎法

49. 已打开使用的冲洗伤口无菌溶液,未用完,剩余液的有效期限为

　　A. 3 天　　　　　　　B. 14 天　　　　　　　C. 7 天

　　D. 24 小时　　　　　E. 4 小时

三、多项选择题

50. 护理传染病病人时,使用口罩的正确方法是

　　A. 用后立即取下

　　B. 取口罩时手不接触口罩的污染面

　　C. 将口罩清洁面向内折叠放入口袋内

　　D. 操作中口罩下滑应及时用手拉上

　　E. 口罩潮湿时应立即更换

51. 肌内注射时,为达到"无痛注射"应

　　A. 做好心理护理

　　B. 下腿伸直,上腿弯曲

　　C. 同时注射多种药物时,应先注射刺激性强的

　　D. 要做到"两快一慢"

　　E. 注射刺激性强的药物,要选择长针头

52. 做药物过敏试验前应详细询问病人的

　　A. 生活史　　　　　　B. 过敏史　　　　　　C. 用药史

　　D. 现病史　　　　　　E. 家族史

(周雅馨)

选择题参考答案

1. D　　2. B　　3. A　　4. D　　5. D　　6. E　　7. C　　8. C　　9. E　　10. A

11. A　　12. A　　13. D　　14. B　　15. B　　16. D　　17. C　　18. A　　19. D　　20. E

21. C 22. E 23. E 24. E 25. D 26. A 27. C 28. D 29. D 30. C
31. B 32. E 33. C 34. C 35. D 36. A 37. D 38. C 39. B 40. B
41. C 42. B 43. D 44. A 45. B 46. B 47. D 48. E 49. D 50. ABE
51. ADE 52. BCE

项目三 长期卧床病人的护理

【学习指导】

一、学习小结

本项目是长期卧床病人的护理,主要训练在病人躯体活动障碍时护士需给予的护理工作,根据治疗、护理以及康复的需要为病人安置舒适的卧位,为病人提供生活护理以满足清洁卫生的需要,为预防病人由于长期卧床而引发的并发症,协助病人进行肢体功能锻炼。

本项目中涉及的主要护理实践技能包括:

1. 卧位安置
2. 协助病人翻身
3. 压疮预防
4. 被动性关节活动范围练习
5. 床上洗发
6. 床上擦浴
7. 卧有病人床更换床单

二、重点、难点解析

长期卧床病人虽然可能涉及以上操作技能,重点是要根据具体案例具体分析,将操作技能与案例的需要结合起来,做到恰如其分,满足病人由于躯体活动障碍所引发的护理需要。

本项目中的案例描述的是一位脑梗死病人入院后的情景,入院时病人存在吞咽障碍而引起饮食、饮水呛咳,护士及时发现并协助病人安置适宜进餐的体位,进餐前为病人安置半坐卧位,进餐后维持半坐卧位30分钟后,再为病人恢复平卧位,同时给予正确的饮食指导;病人左侧肢体瘫痪,不能自主更换卧位,需由护士依据治疗、护理、康复的需要为病人安置正确舒适的卧位,使病人的躯干和肢体保持在功能状态,患侧卧位、健侧卧位、平卧位交替使用,每2个小时协助病人翻身更换1次卧位,并给予全背部及受压局部皮肤按摩,防止压疮的发生。虽然治疗在持续进行,但病人由于左侧肢体瘫痪,仍不能自主活动,为防止发生关节僵硬及肌肉萎缩,减轻残障,护士需要评估病人的心肺功能后为病人进行被动性关节活动范围练习。随着住院时间的延长,病人病情渐趋稳定,病人多日未洗发、沐浴,清洁的需求更为凸显,护士制订计划为病人进行床上洗发、床上擦浴、更换床单,促进病人舒适,在操作过程中随时观察病人的病情变化,如有异常立即停止,并及时通知医生。

本项目的难点,一是要学会运用护理程序对病人进行护理评估,根据案例中提供的信息找出病人存在的健康问题,做出明确的护理诊断,根据护理问题,确定相应的护理目标,同时

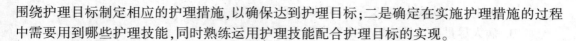

围绕护理目标制定相应的护理措施,以确保达到护理目标;二是确定在实施护理措施的过程中需要用到哪些护理技能,同时熟练运用护理技能配合护理目标的实现。

【护考训练】

一、案例分析题

曲某,男,62 岁。3 小时前无明显诱因出现左侧肢体无力,上肢无法抬举、下肢无法行走,伴言语笨拙。无头痛头晕,无视物旋转及视物模糊,以"脑梗死"收入神经内科治疗。入院后查体:T 36.5℃,P 78 次/分,R 22 次/分,BP 136/90mmHg,神志清楚,言语笨拙,双侧瞳孔等圆等大,直径约 3mm,对光反射存在,双侧眼球向右侧凝视,无眼球震颤及复视,左侧中枢性面瘫,伸舌偏左,转头转颈活动自如,右侧肢体肌力正常,左侧肢体肌力 0 级,左侧病理征阳性,共济运动查体欠配合,洼田饮水试验 3 级。

问题:

1. 支持脑梗死诊断的主要特征是什么?

2. 从症状上分析,该病人的病变部位是?

既往有糖尿病史,血压偶尔升高,否认冠心病及脑梗死病史。自发病以来,病人精神欠佳,情绪烦躁,大小便正常,给予改善脑循环,保护脑组织,溶栓、抗凝、脱水等对症支持治疗。

3. 脑梗死最常见的发病原因是什么?

4. 在实施抗凝、溶栓等治疗时有哪些注意事项?

入院查 CT 显示:右额顶颞叶、右基底核区缺血性脑梗死,双侧多发腔隙性脑梗死。

问题:

5. 该病人最主要的辅助检查项目是什么?

6. 根据以上描述的病情进展情况,可以为病人做出哪些护理诊断?

7. 最应排在首位的护理诊断应是哪个?

8. 针对这些护理诊断,制定哪些护理措施较合适?

9. 对该病人实施护理措施时需要注意哪些方面?

10. 重点观察病人可能会出现哪些并发症?

二、单项选择题

(一)A1 型题

1. 病人不能随意移动躯干和四肢,卧位需由他人安置,属于

    A. 被动卧位   B. 被迫卧位   C. 健侧卧位

    D. 主动卧位   E. 自主卧位

2. 半坐卧位时,病人上半身抬高的角度是

    A. 5°~10°   B. 10°~20°   C. 20°~30°

    D. 30°~50°   E. 50°~70°

3. 护士单人协助病人翻身侧卧时,操作**不正确**的是

    A. 如病人有输液应先妥善安置输液导管

    B. 协助病人仰卧,双腿弯曲

    C. 护士一手扶病人肩部,另一手扶臀部

    D. 病人尽量靠近护士以保持平衡和节力

    E. 根据皮肤情况确定翻身间隔时间

4. 两位护士协助病人翻身时操作**不正确**的是

    A. 动作协调,不可拖拉病人

    B. 先翻身再将病人移向近侧

    C. 两脚前后分开,以使重力线通过支撑面

    D. 尽量靠近病人缩短重力臂,节时省力

    E. 多处肌群协调用力,避免疲劳

5. 瘫痪病人最常见的并发症是

    A. 肺部感染   B. 尿路感染   C. 静脉血栓形成

    D. 压疮   E. 便秘

6. 压疮的易发部位**不包括**

    A. 坐位——坐骨结节   B. 仰卧——骶尾部   C. 俯卧——腹部

    D. 侧卧——髋部   E. 头高足低位——足跟部

7. 压疮预防中的"七勤"**不包括**

    A. 勤观察   B. 勤翻身   C. 勤按摩

    D. 勤交班   E. 勤记录

8. 预防压疮发生最有效的护理措施是

    A. 受压部位勤按摩   B. 加强机体营养   C. 保持皮肤清洁干燥

    D. 及时更换受污染的被服 E. 鼓励病人经常翻身

9. 为预防压疮,使病人舒适可采取

    A. 俯卧位和半坐卧位交替使用   B. 侧卧位和仰卧位交替使用

    C. 膝胸位和侧卧位交替使用   D. 中凹卧位和头低足高位交替使用

    E. 端坐卧位和屈膝仰卧位交替使用

10. 协助病人更换卧位的间隔时间应根据

    A. 医生医嘱   B. 病情和受压情况   C. 病人的要求

    D. 家属的提议   E. 工作的闲忙

11. 受压局部皮肤按摩**错误**的是

    A. 蘸 50% 乙醇按摩   B. 以手掌大小鱼际紧贴皮肤

    C. 作离心方向按摩   D. 压力由轻到重,再由重到轻

    E. 每次按摩 3 ~ 5 分钟

12. 全背按摩的方法,**错误**的是

    A. 病人侧卧,露出背部   B. 按摩者站在病人一侧

    C. 从骶尾部开始沿脊柱向上按摩   D. 至肩部后环形向下至尾骨

    E. 用拇指指腹沿脊柱按摩至第 1 颈椎处

13. 用 50% 乙醇按摩局部皮肤的目的是

    A. 消毒皮肤   B. 润滑皮肤   C. 降低体温

    D. 去除污垢   E. 促进血液循环

14. 肌力程度一般分为

　　A. 4 级　　　　　　　　B. 5 级　　　　　　　　C. 6 级

　　D. 7 级　　　　　　　　E. 8 级

15. 机体的日常活动功能通常分为

　　A. 3 级　　　　　　　　B. 4 级　　　　　　　　C. 5 级

　　D. 6 级　　　　　　　　E. 7 级

16. ROM 练习中头向后仰属于

　　A. 屈曲　　　　　　　　B. 伸展　　　　　　　　C. 内收

　　D. 外展　　　　　　　　E. 外旋

17. 关于肌肉等长练习的描述正确的是

　　A. 又称动力练习　　　　　　　　　　B. 肌肉收缩时张力不变

　　C. 关节活动明显　　　　　　　　　　D. 在肢体被固定的早期即可应用

　　E. 关节内有损伤、积液时不适用

18. 关于肌肉等张练习的描述正确的是

　　A. 又称静力练习　　　　　　　　　　B. 肌肉收缩时长度不变

　　C. 关节活动明显　　　　　　　　　　D. 在肢体被固定的早期即可应用

　　E. 不利于改善肌肉的神经控制

19. 床上洗发的主要目的**不包括**

　　A. 按摩头皮,促进头部血液循环

　　B. 保持头发清洁,使病人舒适

　　C. 维护病人自尊、自信

　　D. 去除头皮屑和污物,减少感染机会

　　E. 进行心理护理及卫生宣教

20. 卧床病人洗头时水温应调至

　　A. 22 ~ 26℃　　　　　　B. 30 ~ 35℃　　　　　　C. 40 ~ 45℃

　　D. 50 ~ 60℃　　　　　　E. 65 ~ 70℃

21. 洗发中,梳下的落发应置于

　　A. 盆中　　　　　　　　B. 污水桶中　　　　　　C. 纸袋中

　　D. 毛巾中　　　　　　　E. 纱布中

22. 床上擦浴的目的**不包括**

　　A. 促进皮肤血液循环　　B. 增强皮肤排泄功能　　C. 使病人清洁舒适

　　D. 预防皮肤过敏　　　　E. 观察病人病情

23. 床上擦浴的室温应调至

　　A. 10 ~ 18℃　　　　　　B. 18 ~ 20℃　　　　　　C. 20 ~ 22℃

　　D. 22 ~ 26℃　　　　　　E. 26 ~ 28℃

24. 为病人床上擦浴时**错误**的操作是

　　A. 水温 50 ~ 52℃　　　　　　　　　B. 注意遮盖病人

　　C. 随时观察病人情况　　　　　　　　D. 一般在 15 ~ 30 分钟内完成

　　E. 90% 乙醇按摩骨突部位

25. 床上擦浴,为病人脱穿衣服的正确顺序是

　　A. 先脱近侧,后脱远侧　　　　　　　B. 先脱远侧,后脱近侧

C. 先脱患肢,再脱健肢　　　　　　　　D. 先穿健肢,再穿患肢

E. 先穿近侧,再穿远侧

26. 床上擦浴的注意事项,**错误**的是

A. 防止病人受凉　　　　B. 动作敏捷轻柔　　　　C. 维护病人自尊

D. 减少翻动和暴露　　　E. 出现寒战加速擦洗

27. 为卧床病人更换床单的方法,下列**不妥**的是

A. 松开床尾盖被,协助病人侧卧于床的一边

B. 将枕头和病人一起移向对侧

C. 松开近侧各层床单及橡胶单一起卷入病人身下

D. 扫净褥垫上的渣屑,按顺序进行换单

E. 协助病人仰卧,更换被套和枕套

28. 脑梗死最常见的病因是

A. 脑动脉粥样硬化　　　B. 糖尿病　　　　　　　C. 高脂血症

D. 高血压　　　　　　　E. 真性红细胞增多症

(二)A2 型题

29. 曲某,男,62 岁。以"脑梗死"收入神经内科治疗,洼田饮水试验 3 级的表述是

A. 能顺利地一次将水咽下　　　　　　　B. 分两次以上,能不呛咳地咽下

C. 能一次咽下,但有呛咳　　　　　　　D. 分两次以上咽下,但有呛咳

E. 频繁呛咳,不能全部咽下

30. 曲某,男,62 岁。以"脑梗死"收入神经内科治疗,该病人最主要的辅助检查项目是

A. 瞳孔检查　　　　　　B. 头颅 CT　　　　　　C. T、P、R、BP

D. 肌力检查　　　　　　E. 病理反射

31. 曲某,男,62 岁。以"脑梗死"收入神经内科治疗,左侧肢体肌力 0 级,符合其肌力的表述是

A. 完全瘫痪,肌力完全丧失　　　　　　B. 可见肌肉轻微收缩但无肢体活动

C. 肢体可移动位置但不能抬起　　　　　D. 肢体能抬离但不能对抗阻力

E. 能作对抗阻力的运动,但肌力减弱

32. 曲某,男,62 岁。以"脑梗死"收入神经内科治疗,右侧肢体肌力正常,左侧肢体肌力 0 级,护士安置病人卧位时**错误**的是

A. 可协助病人安置右侧卧位　　　　　　B. 可协助病人安置左侧卧位

C. 可协助病人采取平卧位　　　　　　　D. 可协助病人采取半坐卧位

E. 任何卧位都不可持续超过 1 小时

33. 曲某,男,62 岁。以"脑梗死"收入神经内科治疗,右侧肢体肌力正常,左侧肢体肌力 0 级,为预防压疮发生,首要的护理措施是

A. 使用气圈　　　　　　　　　　　　　B. 保持左侧卧位

C. 鼓励做肢体功能锻炼　　　　　　　　D. 经常为病人翻身按摩

E. 每天请家属观察皮肤是否破损

34. 曲某,男,62 岁。以"脑梗死"收入神经内科治疗,病人进餐、饮水时发生呛咳,护士应为病人安置何种体位

A. 平卧位,头偏一侧　　　B. 右侧卧位　　　　　　C. 左侧卧位

D. 半坐卧位　　　　　　　　E. 中凹卧位

35. 曲某,男,62 岁。以"脑梗死"收入神经内科治疗,护士巡视时发现病人仰卧位已有 2 小时,应采取

　　A. 询问病人有何不适　　　　　B. 询问病人有何需要

　　C. 检查床单是否整洁　　　　　D. 协助病人排便

　　E. 协助病人翻身

36. 曲某,男,62 岁。以"脑梗死"收入神经内科治疗,右侧肢体肌力正常,左侧肢体肌力 0 级,入院已 4 天,为预防关节僵硬与肌肉萎缩的发生,护士协助该病人进行 ROM 练习时描述**不正确**的是

　　A. 锻炼前应先测量病人血压、心率、呼吸等指标

　　B. 每天可为病人安排 5~6 次的功能锻炼

　　C. 关节每次可有节律地作 5~10 次完整的 ROM 练习

　　D. 练习时若肢体出现疼痛、痉挛等情况应暂停

　　E. 运动结束后再次测量病人生命体征

(三) A3/A4 型题

(37~41 题共用题干)

曲某,男,62 岁。以"脑梗死"收入神经内科治疗,入院后查体:神志清楚,言语笨拙,双侧瞳孔等圆等大,直径约 3mm,对光反射存在,双侧眼球向右侧凝视,无眼球震颤及复视,左侧中枢性面瘫,伸舌偏左,转头转颈活动自如,右侧肢体肌力正常,左侧肢体肌力 0 级。

37. 从症状分析其病变部位是

　　A. 中脑　　　　　B. 基底核区　　　　　C. 左侧脑桥

　　D. 右侧脑桥　　　E. 小脑

38. 该病变部位缺血的典型表现是

　　A. 剧烈头痛　　　　　B. 频繁呕吐　　　　　C. 呼吸深沉有鼾音

　　D. 三偏征　　　　　　E. 双侧瞳孔缩小

39. 目前该病人首要的护理诊断是

　　A. 吞咽障碍　与延髓麻痹有关

　　B. 有感染的危险　与躯体活动障碍、长期卧床有关

　　C. 躯体活动障碍　与脑缺血、缺氧导致运动功能受损有关

　　D. 语言沟通障碍　与脑缺血导致语言功能障碍有关

　　E. 焦虑　与脑部病变导致偏瘫、语笨有关

40. 该病人潜在的护理诊断是

　　A. 清理呼吸道无效　　　　　　B. 有皮肤完整性受损的危险

　　C. 自理能力缺陷综合征　　　　D. 沐浴/卫生自理缺陷

　　E. 潜在并发症:昏迷

41. 该病人护理措施**不妥**的是

　　A. 保持肢体功能位　　B. 翻身、拍背　　C. 调整饮食以防便秘

　　D. 鼓励病人多饮水　　E. 在左侧肢体静脉输液

(42~44 题共用题干)

曲某,男,62 岁。以"脑梗死"收入神经内科治疗,右侧肢体肌力正常,左侧肢体肌力 0

27

级,生活不能自理。

42. 协助病人更换卧位的间隔时间是

    A. 每 30 分钟一次   B. 每 1 小时一次   C. 每 2 小时一次

    D. 每 3 小时一次   E. 每 4 小时一次

43. 该病人仰卧时最容易发生压疮的部位是

    A. 枕后   B. 骶尾部   C. 肘关节

    D. 膝关节   E. 足跟部

44. 为预防病人发生失用性萎缩,应着重指导家属学会的护理技术是

    A. 鼻饲灌食   B. 皮下注射   C. 测量血压

    D. 被动活动   E. 更换敷料

(45 ~ 46 题共用题干)

曲某,男,62 岁。以"脑梗死"收入神经内科治疗,右侧肢体肌力正常,左侧肢体肌力 0 级,生活不能自理,为满足其清洁的需要,护士协助其床上洗发。

45. 下列操作**不正确**的是

    A. 室温 22 ~ 26℃   B. 病人斜角仰卧   C. 用棉球塞住两耳

    D. 用指尖揉搓头发   E. 电吹风吹干头发

46. 洗发中应注意

    A. 避免和病人沟通,防止污水溅入眼内

    B. 水温调节在 50℃ 以上,防止着凉

    C. 揉搓头发方向由枕后向头顶至发际

    D. 洗发时间不宜过长,以免造成病人不适

    E. 发现面色异常,应稍待片刻,再洗发

(47 ~ 48 题共用题干)

曲某,男,62 岁。以"脑梗死"收入神经内科治疗,右侧肢体肌力正常,左侧肢体肌力 0 级,生活不能自理,病人住院第 7 天,病人病情渐趋稳定。

47. 护士为其床上擦浴时脱、穿衣服的顺序是

    A. 先脱右肢、先穿右肢   B. 先脱右肢、先穿左肢

    C. 先脱左肢、先穿左肢   D. 先脱左肢、先穿右肢

    E. 先脱近侧、先穿近侧

48. 护士协助病人擦浴时,擦洗顺序正确的是

    A. 面部、上肢、胸腹部、背部、臀部、会阴部、双下肢、踝部、双足

    B. 会阴部、面部、上肢、胸腹部、背部、臀部、双下肢、踝部、双足

    C. 面部、上肢、胸腹部、会阴部、背部、臀部、双下肢、踝部、双足

    D. 面部、会阴部、上肢、胸腹部、背部、臀部、双下肢、踝部、双足

    E. 面部、上肢、胸腹部、背部、臀部、双下肢、踝部、双足、会阴部

三、多项选择题

49. 皮肤护理的目的是

    A. 清除污垢   B. 促进血液循环   C. 使病人身体舒适

    D. 预防皮肤感染   E. 增进皮肤的排泄功能

50. 为病人床上擦浴时,**不正确**的做法是
    A. 水温不超过 32℃   B. 动作轻柔敏捷   C. 禁擦胸腹部及后颈部
    D. 减少翻动避免受凉   E. 病情变化停止擦浴

51. 平卧位易发生压疮的部位有
    A. 肩胛部   B. 骶尾部   C. 足跟部
    D. 膝关节内外侧   E. 脊椎体隆突处

52. 侧卧位易发生压疮的部位有
    A. 髋部   B. 骶尾部   C. 肘部
    D. 耳郭   E. 内外踝

（孙　伟）

选择题参考答案

1. A   2. D   3. C   4. B   5. D   6. C   7. E   8. E   9. B   10. B

11. C   12. E   13. E   14. C   15. C   16. B   17. D   18. C   19. E   20. D

21. C   22. D   23. D   24. E   25. A   26. E   27. C   28. A   29. C   30. B

31. A   32. E   33. D   34. D   35. E   36. B   37. B   38. D   39. C   40. B

41. E   42. C   43. B   44. D   45. D   46. D   47. B   48. E   49. ABCDE

50. AC   51. ABCE   52. ACDE

项目四　手术病人的护理

【学习指导】

一、学习小结

本项目是病人手术前、手术中、手术后的护理,也叫围术期护理。手术前护理是从病人入院到进入手术室这一段时期的护理,重点在于做好病人身心两方面准备,以使病人更安全的耐受手术;手术中护理是病人进入手术室到手术结束期间的护理,重点是协助麻醉、加强病情观察、进一步完成无菌准备及备齐无菌手术用物,密切配合并保障手术顺利进行;手术后护理是病人手术完毕返回病房至出院的护理,护理重点在于重建病人生理平衡,密切观察病情,帮助病人解除不适,积极防止并发症,给予恰当的健康指导,促进病人全面康复。

本项目中涉及的主要护理实践技能包括:

1. 手术区皮肤准备
2. 大量不保留灌肠术
3. 导尿管留置术
4. 手术体位的安置
5. 外科手消毒、穿无菌手术衣和无接触式戴无菌手套
6. 消毒铺巾配合、器械台整理
7. 胃肠减压护理
8. 胸腔闭式引流护理
9. 腹腔引流护理

二、重点、难点解析

围术期护理所涉及的操作技能中,病人手术区皮肤准备、手术体位的安置、外科手消毒、穿无菌手术衣和无接触式戴无菌手套、病人手术区皮肤消毒铺巾配合、器械台整理是任何手术前都必须常规完成的准备,是本项目的学习重点。其余的护理技能则根据手术大小、手术部位及麻醉方式,将操作技能与案例的需要结合起来,做到恰如其分,满足病人手术前、中、后的护理需要。

本项目案例描述的是一位食管癌病人围术期的场景,作为恶性肿瘤需实施限期手术,入院诊断明确,故进一步积极完成相关检查,无手术禁忌证,拟定在全身麻醉下行食管癌根治、食管及胃部分切除伴食管-胃肠吻合术。此类手术是在全麻下实施的消化道手术,手术范围广,时间长,创伤大,手术后可引起病人一系列的不适,且手术创伤致病人术后身体虚弱,卧

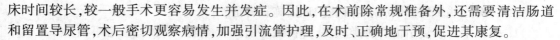

床时间较长,较一般手术更容易发生并发症。因此,在术前除常规准备外,还需要清洁肠道和留置导尿管,术后密切观察病情,加强引流管护理,及时、正确地干预,促进其康复。

病人手术区皮肤准备、手术体位的安置、外科手消毒、穿无菌手术衣和无接触式戴无菌手套、病人手术区皮肤消毒铺巾配合、器械台整理这些技能不仅是学习重点,而且因生活常识迁移少也成为学习的难点。另一难点是要学会运用护理程序对病人进行护理评估,根据案例找出病人存在的健康问题,做出明确的护理诊断,根据护理问题,确定相应的护理目标,同时围绕护理目标制定相应的护理措施并确定需要用到哪些护理技能,以确保运用熟练的护理技能实现护理目标。

【护考训练】

一、案例分析题

孔某,女,51 岁,农民。出现进食稍热食物时胸部隐痛不适 4 个月,未予重视,于半月前行胃镜检查后出现吞咽困难,进食较干食物时加重。胃镜检查结果回报:食管癌,浅表性胃炎,门诊以"食管癌"收入胸外科。查体:T 36.7℃,P 81 次/分,R 23 次/分,BP 120/65mmHg,神志清楚,慢性病容,全身皮肤黏膜、浅表淋巴结等未见异常。既往患慢性支气管炎 3 年,晨起有咳嗽,咳白色黏痰。本次发病以来饮食睡眠尚可,无恶心、呕吐,无黑便,乏力,体重减轻 4kg。入院后诊疗计划:积极完善相关检查与准备,择期手术治疗。病人反复询问所患疾病、手术治疗效果、手术风险、手术费用等情况。

问题:

1. 食管癌的早期临床表现和典型表现是什么?
2. 肿瘤病人的心理反应分期有哪些?

病人入院 1 周,相关检查已完善,诊断明确,无手术禁忌证,拟在全身麻醉下行食管癌根治、食管及胃部分切除伴食管-胃肠吻合术。

问题:

3. 病人手术前的常规准备有哪些?
4. 食管癌手术前还有哪些特殊准备?

病人被接至手术室,手术室护士、麻醉师、手术医生相互协作,为病人做手术前的最后准备,并配合实施手术。

问题:

5. 器械护士和手术医生在术前应如何准备?
6. 病人手术区皮肤消毒的范围是多大?如何消毒?
7. 食管癌手术前应采取何种麻醉方式及手术体位?
8. 手术人员在手术过程中应遵循哪些原则保证病人手术安全?

手术历时 8 小时,过程顺利,病人安全返回病房。护理体检:T 36.2℃,P 84 次/分,R 23 次/分,BP 102/62mmHg,对答切题,全麻清醒;病人身体安放了胸腔闭式引流、腹腔引流、胃肠减压、颈部肌肉下引流、深静脉置管,各引流管固定在位,引流通畅。

问题:

9. 根据以上病情和治疗进展情况,可以为病人做出哪些护理诊断?诊断的依据是什么?

10. 针对这些护理诊断,制定哪些护理措施较合适?

11. 病人术后放置引流管种类较多,如何做好引流管护理? 有哪些注意事项?

12. 病人术后可能会出现哪些并发症? 如何护理?

二、单项选择题

(一) A1 型题

1. 属于限期手术的是
   - A. 甲状腺瘤摘除术
   - B. 绞窄性病变切除
   - C. 急性阑尾炎穿孔
   - D. 急性梗阻性化脓性胆管炎切开减压术
   - E. 食管癌根治术

2. 影响伤口愈合的因素**除外**
   - A. 病人年龄
   - B. 病人性别
   - C. 有无贫血
   - D. 伤口有无感染
   - E. 是否有糖尿病

3. 手术前准备的最根本目的是
   - A. 促进切口愈合良好
   - B. 促进术后早日康复
   - C. 使病人尽可能接近生理状态,提高对手术的耐受力
   - D. 防止各种术后并发症
   - E. 减轻病人焦虑

4. 胸外科病人术前护理重点是
   - A. 心理护理,消除恐惧
   - B. 监测体温
   - C. 做好呼吸道准备,改善肺功能
   - D. 床上排便训练
   - E. 维持体液平衡

5. 服用肠道不易吸收抗生素的手术病人,手术前最需要补充的维生素是
   - A. 维生素 B_{12}
   - B. 维生素 C
   - C. 维生素 K
   - D. 维生素 A
   - E. 维生素 E

6. 手术护士与巡回护士的共同职责主要是
   - A. 协助整理手术房间
   - B. 铺好无菌手术布单
   - C. 协助麻醉
   - D. 术前清点器械敷料
   - E. 术中传递器械

7. 手术室器械护士的主要任务**不包括**
   - A. 铺好无菌台
   - B. 传递器械
   - C. 与巡回护士清点手术物品
   - D. 执行口头医嘱
   - E. 密切配合术者共同完成手术

8. 手术中违反无菌原则的操作是
   - A. 手术者肩以上应视为污染区
   - B. 传递器械,只可在胸前平递,不可从背后传递
   - C. 暂时不用的器械,摆放在器械桌上,并用无菌巾覆盖
   - D. 取出的无菌物品未用,应放回无菌包内
   - E. 器械台无菌巾浸湿,应立即重新加盖

9. 手术室人员洗手、穿无菌衣和戴手套之后,双手应保持的姿势是

A. 手臂向上高举　　　　　B. 手臂自然下垂　　　　　C. 胸前拱手姿势

D. 夹在腋下　　　　　　　E. 放在背后

10. 手术中胃肠道切开前,用纱布垫进行保护的目的是

A. 防止手术野外的细菌进入腹腔　　　B. 防止周围组织器官误伤

C. 防止胃肠内容物污染腹腔　　　　　D. 防止肠管水分蒸发

E. 便于出血时及时压迫止血

11. 颈、胸、腹手术后,血压平稳的病人,首选的卧位应为

A. 俯卧位　　　　　　　　B. 半卧位　　　　　　　　C. 侧卧位

D. 仰卧位　　　　　　　　E. 中凹卧位

12. 术后应鼓励病人早期活动,其作用**不包括**

A. 预防尿潴留　　　　　　B. 预防术后出血　　　　　C. 促进肠蠕动

D. 预防深静脉血栓形成　　E. 减少肺部并发症

13. 手术前常规禁食禁水的理由是

A. 让胃肠道适当休息　　　　　　　　B. 防止在麻醉和手术过程中发生呕吐

C. 减少胃肠道手术时的污染　　　　　D. 防止术后腹胀

E. 促进切口愈合

14. 提示全身麻醉病人意识完全清醒的指标是

A. 对光反射灵敏　　　　　　　　　　B. 能唤醒

C. 眼球转动　　　　　　　　　　　　D. 轻拍或轻推时出现呻吟

E. 能准确回答问题

15. 能抑制腺体分泌,防止迷走神经兴奋的麻醉前用药是

A. 芬太尼　　　　　　　　B. 阿托品　　　　　　　　C. 哌替啶

D. 咪达唑仑　　　　　　　E. 吗啡

16. 全麻病人清醒前最危险的并发症是

A. 窒息　　　　　　　　　B. 低血压　　　　　　　　C. 苏醒延迟

D. 躁动　　　　　　　　　E. 意外损伤

17. 用吗啡镇痛时,要观察的主要不良反应是

A. 恶心、呕吐　　　　　　B. 低血压　　　　　　　　C. 昏迷

D. 尿潴留　　　　　　　　E. 呼吸抑制

18. 食管癌多见于

A. 颈段　　　　　　　　　B. 胸中段　　　　　　　　C. 胸上段

D. 胸下段　　　　　　　　E. 贲门

19. 食管癌的典型症状是

A. 进食时哽噎感　　　　　B. 声音嘶哑　　　　　　　C. 胸骨后针刺样疼痛

D. 进行性吞咽困难　　　　E. 体重减轻、营养不良

20. 筛查食管癌的简便易行方法是

A. 食管吞钡 X 线检查　　　　　　　　B. 食管镜检查

C. 带网气囊食管脱落细胞学检查　　　D. CT

E. B 超

21. 食管癌首选的治疗方法是

A. 放射治疗　　　　　　　B. 手术治疗　　　　　　C. 化学药物治疗

D. 中医治疗　　　　　　　E. 免疫疗法

22. 术前采取下列哪项措施能明显减轻食管癌梗阻部位黏膜水肿

A. 术前禁食　　　　　　　　　　　　B. 口腔护理

C. 营养支持　　　　　　　　　　　　D. 生理盐水抗生素溶液冲洗食管

E. 口服抗生素

23. 下列关于食管癌术前胃肠道准备的方法,**错误**的是

A. 口服抗生素溶液

B. 术前 3 天改流质饮食,术前 12 小时禁食

C. 梗阻明显者经鼻胃管冲洗食管

D. 结肠代食管者,术前 3 ~ 5 天口服新霉素

E. 术前放置胃管通过梗阻部位困难时,稍加用力插入

24. 关于食管癌根治术后胃肠减压的护理措施,**错误**的是

A. 妥善固定,防止脱出

B. 经常挤压胃管,防止堵塞

C. 胃管不畅时,可用少量生理盐水冲洗

D. 胃管脱出后应立即插入

E. 术后胃管放置 2 ~ 4 天,待肛门排气后拔除

25. 食管癌术后最严重的并发症是

A. 肺不张　　　　　　　B. 乳糜胸　　　　　　　C. 吻合口瘘

D. 肺部感染　　　　　　E. 吻合口狭窄

26. 下列关于食管癌病人术后护理措施,**错误**的是

A. 肛门排气后即可进食

B. 监测胸腔闭式引流液

C. 妥善固定胃肠减压管,防止脱出

D. 维持水、电解质平衡

E. 鼓励病人深呼吸

27. 下列关于食管癌胃造瘘病人的护理,**错误**是

A. 每 3 ~ 4 小时灌注一次

B. 每次灌注 500 ~ 800ml

C. 灌注前将灌注液加热至与体温相同的温度

D. 灌完后用 20 ~ 30ml 温水冲洗导管

E. 每次灌食后用温水拭净皮肤

28. 成人择期手术前禁食禁饮的时间是

A. 4 小时禁食,2 小时禁饮　　　　　B. 6 小时禁食,3 小时禁饮

C. 8 小时禁食,4 小时禁饮　　　　　D. 12 小时禁食,4 小时禁饮

E. 24 小时禁食,12 小时禁饮

29. 插胃管时,病人出现呛咳、发绀,护士应

A. 嘱病人深呼吸　　　　B. 立即拔出胃管重插　　　C. 嘱病人做吞咽动作

D. 让病人休息一会再插　　E. 让病人坚持一下

30. 拔除胃管的技巧包括

    Ⅰ夹闭胃管末端；Ⅱ嘱病人深呼吸后屏气时拔管；Ⅲ到咽喉处快速拔出

    A. Ⅰ和Ⅱ   B. Ⅱ和Ⅲ   C. Ⅰ和Ⅲ

    D. Ⅰ、Ⅱ和Ⅲ   E. 以上都不是

31. 更换引流袋操作，以下**错误**的是

    A. 分离时注意用力的方向，防止拔出引流管

    B. 分离接口前要夹紧引流管，以防引流液漏出

    C. 由外向内消毒

    D. 严格执行无菌操作

    E. 注意妥善固定

32. 成人胃肠减压时胃管插入深度

    A. 45～55cm   B. 35～55cm   C. 50～65cm

    D. 45～50cm   E. 35～50cm

33. 男性成人尿道长度为

    A. 12～14cm   B. 14～16cm   C. 16～18cm

    D. 18～20cm   E. 20～22cm

34. 为男性病人导尿时，提起阴茎与腹壁成60°角的目的是

    A. 耻骨下弯消失   B. 耻骨前弯消失

    C. 耻骨下弯和耻骨前弯均消失   D. 尿道三个狭窄部消失

    E. 尿道膜部扩张

35. 为男病人插尿管，再次消毒的顺序是

    A. 尿道口、龟头、冠状沟   B. 龟头、尿道口、冠状沟

    C. 冠状沟、尿道口、龟头   D. 龟头、冠状沟、尿道口

    E. 以上顺序均不正确

36. 胸腔闭式引流，水封瓶长管侵入水中

    A. 3～4cm   B. 1～2cm   C. 5～6cm

    D. 7～8cm   E. 8～10cm

37. 胸腔闭式引流瓶应该低于胸壁引流口平面

    A. 10～15cm   B. 30～60cm   C. 60～100cm

    D. 70～80cm   E. 100～150cm

38. 关于腹腔引流管引流不畅，以下说法**错误**的是

    A. 经常检查，通气管口要密闭   B. 若阻塞离心方向挤捏

    C. 用注射器回抽   D. 用0.9%氯化钠溶液冲洗

    E. 在无菌条件下换管

39. 胃肠减压最可靠的拔管指征

    A. 体温正常   B. 腹胀消失   C. 肠鸣音恢复

    D. 食欲增加   E. 肛门排气

40. 下列关于胃肠减压**不正确**的是

    A. 保持有效负压   B. 保持减压管通畅   C. 胃管堵塞禁止冲洗

    D. 注意口腔护理   E. 记录引出液的量及性质

41. 护士在护理一位长期鼻饲病人时,应注意更换一般胃管的时间是
    A. 1 天 1 次　　　　　B. 1 周 1 次　　　　　C. 1 周 2 次
    D. 2 周 1 次　　　　　E. 1 月 1 次

42. 为尿潴留病人导尿的目的是
    A. 测量膀胱容量　　　　　　　B. 鉴别有无尿闭
    C. 排空膀胱,避免术中误伤　　　D. 减轻病人痛苦
    E. 记录尿量,观察肾功能

43. 留置胸膜腔闭式引流管的病人引流管脱出首先要
    A. 立即报告医生　　　　　　　B. 用无菌凡士林纱布封闭引流口
    C. 把脱出的引流管重新插入　　D. 给病人吸氧
    E. 急送手术室处理

44. 腹腔引流管为防止滑脱、标识清楚,用胶布固定的形式是
    A. S 形　　　　　　B. U 形　　　　　　C. Y 形
    D. T 形　　　　　　E. N 形

45. 胸腔闭式引流时要定时挤压引流管,挤压方式正确的是
    A. 捏紧引流管的近端,向引流瓶的方向挤压
    B. 捏紧引流管的远端,向引流瓶的方向挤压
    C. 捏紧引流管的近端,向胸腔的方向挤压
    D. 捏紧引流管的远端,向胸腔的方向挤压
    E. 不捏引流管,直接向引流瓶的方向挤压

46. 胸引水封瓶打破或接头滑脱时,要立即夹闭或反折引流管的正确位置是
    A. 引流口处　　　　B. 引流瓶处　　　　C. 远胸端
    D. 近胸端　　　　　E. 引流瓶远处

47. 更换引流瓶时必须夹闭引流管,防止空气进入胸膜腔引起
    A. 感染　　　　　　B. 气胸　　　　　　C. 皮下气肿
    D. 血胸　　　　　　E. 出血

48. 手术室常用的无菌技术**不包括**
    A. 灭菌技术　　　　　　　　　　B. 刷手技术
    C. 无菌手术衣、戴手套　　　　　D. 标本制作技术
    E. 手术区铺无菌巾单

49. 头面颈部手术伤口一般为几天拆线
    A. 3 ~ 5 天　　　　　B. 5 ~ 7 天　　　　　C. 7 ~ 10 天
    D. 10 ~ 14 天　　　　E. 1 ~ 3 天

50. 无菌手术**不包括**
    A. 甲状腺手术　　　　B. 脾切除术　　　　C. 开放性损伤清创术
    D. 疝修补术　　　　　E. 食管癌根治术

51. 胃次全切除术的体位是
    A. 仰卧位　　　　　　B. 侧卧位　　　　　C. 俯卧位
    D. 截石位　　　　　　E. 半坐卧位

52. 关于外科刷手法刷手顺序下列正确的是

A. 指尖、手掌、甲缘、指间、手背、腕部、前臂、肘部刷手至肘上

B. 甲缘、指尖、指间、手掌、手背、腕部、前臂、肘部刷手至肘上

C. 甲缘、手背、指尖、指间、手掌、腕部、前臂、肘部刷手至肘上

D. 手掌、指尖、甲缘、指间、手背、腕部、前臂、肘部刷手至肘上

E. 肘部、前臂、腕部、手背、手掌、指间、指尖、甲缘

53. 腹部手术铺切口巾的原则

    A. 先上后下,先近后远   B. 先下后上,先近后远

    C. 先下后上,先远后近   D. 先上后下,先远后近

    E. 无特殊要求

54. 胸腔闭式引流,引流液体时一般选择

A. 腋中线和腋后线之间的第 6~8 肋间

B. 腋前线的第 6~8 肋间

C. 锁骨中线第 2 肋间

D. 锁骨中线第 4 肋间

E. 锁骨中线第 6~8 肋间

55. 肾切除术体位安置下列**错误**的是

    A. 患侧向上、侧卧 90°   B. 患侧腿屈曲   C. 头低 15°

    D. 脚低 25°   E. 腰桥摇起

56. 以下说法**错误**的是

A. 乳胶片引流条用于浅部切口和小量渗液的引流

B. 纱布引流条常用于腹腔内较短时间的引流

C. T 形引流管用于胆道减压和胆总管引流

D. 双腔(或三腔)引流管多用于腹腔脓肿和胃肠、胆或胰漏的引流

E. 胸、腹腔引流使用橡胶或硅胶引流管

57. 关于手术过程中正确传递用物的说法以下**错误**的是

A. 弯钳、弯剪之类应将弯曲部向上

B. 做到主动迅速、准确无误

C. 传递时,均以器械柄端轻击手术者伸出的手掌,注意手术刀的刀锋朝下

D. 弯针应以持针器夹住中后 1/3 交界处

E. 在胸前传递

58. 下列手术**不宜**采取仰卧位的是

    A. 腹部手术   B. 颈部手术   C. 髋关节置换术

    D. 颌面部手术   E. 上肢手术

59. 关于手术中的无菌操作原则下列**错误**的是

A. 手术人员的手臂应肘部内收,靠近身体

B. 手术床边缘以下的布单不可以接触

C. 手术人员的手臂可高举过肩,或交叉放于腋下

D. 凡下坠超过手术床边缘以下的器械,缝针等物品不可再取回使用

E. 手术中手术人员交换位置时背靠背交换

60. 以下属于中效消毒剂的是

A. 乙醇   B. 戊二醛   C. 氯己定

D. 苯扎溴铵   E. 过氧乙酸

（二）A2 型题

61. 张女士，52 岁。因食管癌拟实施手术治疗，病人表现十分害怕、焦虑不安、食欲差、失眠。护士应首先考虑给予

A. 饮食指导   B. 心理护理   C. 观察病情变化

D. 术前常规护理   E. 镇静药物

62. 李女士，45 岁。拟行胆囊切除术，护士向其做术前指导时，告诉病人术前常规禁食的时间**不得少于**

A. 4 小时   B. 6 小时   C. 8 小时

D. 10 小时   E. 12 小时

63. 何女士，52 岁。拟行食管癌根治、结肠代食管术，术前常规准备**不正确**的是

A. 备皮、皮试   B. 术前 3 天少渣半流质饮食

C. 术前 1 天流质饮食，术晨禁食   D. 术前 1 天晚及术晨作清洁灌肠

E. 补充维生素 K

64. 陈女士，52 岁。拟行食管癌根治、结肠代食管术，病人因担心手术预后，近日烦躁不安、失眠、血压升高。正确的护理处置是

A. 尽量给病人独处的空间   B. 只与家属讨论相关问题

C. 与病人讨论所关心的问题   D. 尽量不让病人向医生咨询

E. 尽量不与病人谈论其所患疾病

65. 张先生，52 岁。吸烟 25 年，全麻下行食管癌根治术后，已拔除气管插管，病人意识已恢复，护士目前采取的最重要的护理措施是

A. 保持呼吸道通畅   B. 防坠床

C. 观察神志的变化   D. 密切观察生命体征的变化

E. 保暖

66. 王女士，61 岁。术后 6 天，病人剧烈咳嗽后感伤口疼痛，有缝线断裂和内脏脱出。该护士应采取的措施**不包括**

A. 加强心理护理，保持镇静   B. 立即在病床上将内脏还纳

C. 立即用灭菌盐水纱布覆盖   D. 禁食、胃肠减压

E. 通知医师，做好术前准备

67. 孙先生，36 岁。于硬膜外麻醉下行疝修补术，术前留置尿管。导致术后尿潴留的原因**不包括**

A. 饮水过多

B. 麻醉反应

C. 下腹部手术使支配膀胱的神经功能紊乱

D. 不习惯在床上排尿

E. 术前用药如阿托品

68. 徐先生，37 岁。行腰麻术后 5 小时，烦躁不安，测血压、脉搏、呼吸均正常。护士查体见：下腹部膨隆，叩诊浊音，首先考虑

A. 肠扭转   B. 急性幽门梗阻   C. 腹腔内出血

D. 急性腹膜炎　　　　　　　　E. 尿潴留

69. 李女士,47 岁。术后第 4 天,晨起护士测病人体温 38.9℃,病人诉伤口疼痛,无咳嗽,该护士应首先考虑病人出现了

　　A. 肺不张　　　　　　　B. 肠下脓肿　　　　　　C. 盆腔脓肿

　　D. 外科热　　　　　　　E. 伤口感染

70. 赵先生,50 岁。进行性吞咽困难半年,入院经 X 线钡餐透视诊断为食管癌。该病的早期症状是

　　A. 进食时哽噎感　　　　B. 声音嘶哑　　　　　　C. 胸痛

　　D. 进行性吞咽困难　　　E. 体重减轻、营养不良

71. 张先生,50 岁。患食管癌后行食管癌根治术。术后第 8 天进少量流质饮食后出现呼吸困难、高热。应考虑为

　　A. 肺不张　　　　　　　B. 乳糜胸　　　　　　　C. 吻合口瘘

　　D. 肺部感染　　　　　　E. 吻合口狭窄

72. 彭先生,58 岁。食管癌根治术后,恢复顺利,未留置十二指肠营养管,可以经口进流食的时间一般是在术后

　　A. 3 天左右　　　　　　B. 5 天左右　　　　　　C. 7 天左右

　　D. 9 天左右　　　　　　E. 10 天左右

73. 秦先生,50 岁。食管癌术后第 5 天,出现高热、寒战、呼吸困难、胸痛,白细胞 18 × 10^9/L,应考虑为

　　A. 肺炎、肺不张　　　　B. 吻合口瘘　　　　　　C. 吻合口狭窄

　　D. 乳糜胸　　　　　　　E. 出血

74. 齐女士,52 岁。全麻下行食管癌根治术后,术后返回病房。护士应为该病人采取的卧位是

　　A. 俯卧位　　　　　　　B. 去枕平卧位　　　　　C. 半坐卧位

　　D. 中凹卧位　　　　　　E. 头高足低位

75. 赵先生,40 岁。因外伤导致尿失禁,需为该病人留置尿管,留置尿管的目的是

　　A. 记录每小时尿量　　　　　　　　　B. 引流尿液,保持会阴部干燥

　　C. 持续保持膀胱空虚状态　　　　　　D. 测量尿比重

　　E. 预防泌尿系统感染

(三) A3/A4 型题

(76 ~ 77 题共用题干)

张女士,65 岁。临床诊断为胃癌,经外科手术后需放置一腹腔引流管。

76. 术后 24 小时内观察引流液为鲜红色时就应该立即报告医生,每小时应大于

　　A. 50ml　　　　　　　　B. 100ml　　　　　　　C. 150ml

　　D. 200ml　　　　　　　E. 300ml

77. 为防止感染,引流管及引流袋应严格无菌操作,引流袋需要更换的时间是

　　A. 每日更换　　　　　　B. 两天更换　　　　　　C. 每日两次更换

　　D. 3 日更换　　　　　　E. 1 周更换

(78 ~ 80 题共用题干)

李女士,50 岁。进行性吞咽困难半年,经食管镜检查诊断为食管癌。

78. 此病人最初期症状可能是
    A. 食管内异物感　　　　　B. 吞咽困难　　　　　C. 持续性胸背部痛
    D. 声音嘶哑　　　　　　　E. 喝水时呛咳

79. 为了解肿瘤向外扩展情况,该病人还需进行的检查是
    A. B 超　　　　　　　　　B. 胸部正位 X 线片　　C. CT
    D. X 线钡餐透视　　　　　E. 食管拉网

80. 该病人手术后的护理**错误**的是
    A. 术后 48 小时内吸氧　　　　　　　　B. 适当止痛
    C. 尽量避免咳嗽　　　　　　　　　　　D. 病情平稳后取半卧位
    E. 拔除胸腔引流管后尽早下床

(81～85 题共用题干)

李某,男,55 岁。因反复发生黏液稀便、腹泻、便秘 4 个月,脐周及下腹部隐痛不适,腹平软,无压痛及包块,粪便隐血试验(＋)。考虑为大肠癌,拟行手术治疗,护士为病人进行手术前清洁肠道。

81. 护士应采取的灌肠类型是
    A. 大量不保留灌肠　　　　B. 小量不保留灌肠　　C. 清洁灌肠
    D. 保留灌肠　　　　　　　E. 肛管排气

82. 灌肠筒内液面距肛门约
    A. 10～20cm　　　　　　　B. 20～30cm　　　　　C. 30～40cm
    D. 40～60cm　　　　　　　E. 60～70cm

83. 肛管插入直肠的深度是
    A. 7～10cm　　　　　　　　B. 10～15cm　　　　　C. 15～18cm
    D. 18～20cm　　　　　　　 E. 20～25cm

84. 当液体灌入 200ml 时,病人感觉有便意,护士应立即
    A. 停止灌肠　　　　　　　B. 转动肛管　　　　　C. 嘱病人屏气
    D. 放低灌肠筒的高度　　　E. 协助病人平卧

85. 灌肠过程中,病人出现脉速、出冷汗、剧烈腹痛,护士应
    A. 停止灌肠　　　　　　　B. 转动肛管　　　　　C. 嘱病人张口深呼吸
    D. 放低灌肠筒的高度　　　E. 协助病人平卧

(86～90 题共用题干)

男性,53 岁。上腹部不适 3 年,加重半年,伴黑便一周入院。明确诊断后行胃癌根治术,留置胃管和腹腔引流管。现术后第 3 日,病人一直卧床,自述"没有力气下床",肛门尚未排气,腹胀明显,尚未进食,给予静脉输液等治疗。

86. 当前最主要的护理诊断是
    A. 潜在的并发症:腹腔感染
    B. 营养失调,低于机体需要量　与术后进食有关
    C. 活动无耐力　与手术创伤有关
    D. 腹胀　与肠蠕动尚未恢复有关
    E. 体液不足　与禁食、引流有关

87. 针对该病人目前情况,下列措施正确的是
    A. 鼓励床旁活动　　　　B. 平卧位、吸氧　　　　C. 镇静、解痉
    D. 夹闭胃管促进肠蠕动　E. 鼓励进食

88. 鼓励病人早期活动的目的,**除外**
    A. 增加肺活量,减少肺部并发症　　　B. 改善全身血循环,促进伤口愈合
    C. 防止心力衰竭　　　　　　　　　　D. 防止静脉血栓形成
    E. 有利于肠蠕动的回复

89. 关于该病人引流管的护理,**不妥**的是
    A. 观察引流液的颜色、量　　　　　　B. 保持引流通畅
    C. 定时换药　　　　　　　　　　　　D. 多根引流管,应区分引流管
    E. 胃肠减压管,只要待引流液减少即可拔除

90. 若病人出现发热、呼吸和心率增快,胸部听诊有局限性湿性啰音,考虑该病人可能存在
    A. 膈下感染　　　　　　B. 肺部感染　　　　　　C. 胸膜炎
    D. 外科吸收热　　　　　E. 腹膜炎

三、多项选择题

91. 关于引流的护理,下列正确的是
    A. 保证引流的有效性　　　　　　　　B. 防止术后感染
    C. 促进伤口愈合　　　　　　　　　　D. 注意保证引流的通畅,妥善固定
    E. 详细记录引流的颜色、性质和量的变化

92. 对脑室引流管护理病人进行护理时,护士应注意
    A. 脑室引流管拔管前遵医嘱先夹闭引流管 24～48 小时,观察病人有无头痛、呕吐等
    B. 引流早期(1～2 小时)特别注意引流速度,切忌引流过快、过多
    C. 观察脑室引流管波动情况,注意检查管路是否堵塞
    D. 翻身时,避免引流管牵拉、滑脱、扭曲、受压,搬运病人时将引流管夹闭,妥善固定
    E. 遵医嘱对应调整引流管高度,脑室引流瓶入口处应高于外耳道 5cm

93. 胸腔闭式引流拔管后,病情观察中需及时通知医生的症状是
    A. 胸闷　　　　　　　　B. 皮下气肿　　　　　　C. 伤口渗液
    D. 伤口渗血　　　　　　E. 憋气

94. 导尿时注意
    A. 导尿过程中,若尿管触及尿道口以外区域,应重新更换尿管
    B. 膀胱过度膨胀且衰弱的病人第一次放尿不宜超过 1000ml
    C. 男性病人包皮和冠状沟易藏污垢,导尿前要彻底清洁
    D. 插管遇阻力时切忌强行插入
    E. 注意保持病人的自尊心,屏风遮挡

95. 行大量不保留灌肠时,应注意
    A. 保护病人隐私

B. 掌握溶液的温度、浓度和量

C. 灌肠过程中要观察病人的反应

D. 降温灌肠时,应在便后30分钟测量体温并记录

E. 伤寒病人灌肠时,液面距肛门为 60～70cm

96. 大量不保留灌肠的目的是

A. 稀释和清除肠道内有害物质

B. 解除便秘

C. 清洁肠道,为某些手术、检查或分娩作准备

D. 治疗肠梗阻

E. 为高热病人降温

97. 大量不保留灌肠的常用灌肠溶液有

A. 0.1%～0.2%肥皂液　　　B. 1%～2%肥皂液　　　　C. 温开水

D. 灭菌注射用水　　　E. 生理盐水

98. 大量不保留灌肠操作前应评估的内容有

A. 病人是否有肛门直肠疾患、灌肠禁忌证

B. 病人的心理状态

C. 病人的意识,合作程度

D. 病人肛周皮肤、黏膜情况

E. 溶液及设备的情况

99. 留置尿管期间,为了预防尿路感染,应采取的护理措施是

A. 保持尿道口清洁,每日消毒1～2次　　　B. 引流管不能提高,防止尿液逆流

C. 集尿袋每日更换一次　　　D. 鼓励病人多饮水

E. 导尿管脱落应立即插入

100. 留置尿管期间应指导病人

A. 放松,协调配合

B. 保证充足的饮水量,预防感染和结石的发生

C. 防止尿管打折、弯曲、受压、脱出

D. 保持尿袋高度低于耻骨联合水平

E. 长期留置尿管者要进行膀胱功能训练及盆底肌的锻炼

（寇桂香）

选择题参考答案

1. E	2. B	3. C	4. C	5. C	6. D	7. D	8. D	9. C	10. C
11. B	12. B	13. B	14. E	15. B	16. A	17. E	18. B	19. D	20. C
21. B	22. D	23. E	24. D	25. C	26. A	27. B	28. D	29. B	30. D
31. C	32. A	33. D	34. B	35. A	36. A	37. C	38. A	39. E	40. C
41. B	42. D	43. D	44. A	45. D	46. B	47. B	48. D	49. A	50. C
51. A	52. A	53. C	54. A	55. B	56. B	57. C	58. C	59. C	60. A
61. B	62. E	63. C	64. C	65. A	66. B	67. A	68. E	69. E	70. A

71. C　　72. B　　73. B　　74. B　　75. B　　76. D　　77. A　　78. A　　79. C　　80. C

81. C　　82. D　　83. A　　84. D　　85. A　　86. D　　87. A　　88. C　　89. E　　90. B

91. ABCDE　　92. ABCD　　93. ABCDE　　94. ABCDE　　95. ABCD

96. ABCE　　97. AE　　98. ABCDE　　99. ABCD　　100. ABCDE

项目五 高热病人的护理

【学习指导】

一、学习小结

本项目是高热病人的护理,高热是多种疾病的常见临床表现,如急性细菌或病毒感染、损伤、过敏、高温、脱水等均可引起高热症状,并因所患疾病不同而伴随症状各异。护理高热病人时,应首先明确引起病人高热反应的原因,针对原因给予相应的治疗与护理措施;应严密监测体温变化及病情进展,及时采取正确有效的降温措施,并注意纠正因高热引起的营养、水分和电解质失衡等问题;应注意观察伴随高热出现的其他症状,如疼痛、呕吐、气促、咳嗽、咳痰等,根据病人的具体表现给予对症护理措施。

本项目中涉及的主要护理实践技能包括:

1. 青霉素药物过敏试验
2. 周围静脉输液(头皮针)
3. 血标本采集
4. 痰标本采集
5. 尿标本采集
6. 粪便标本采集
7. 温水/乙醇拭浴
8. 雾化吸入
9. 体位引流及拍背排痰
10. 鼻饲护理
11. 口腔护理

二、重点、难点解析

高热病人的护理,因病人所患疾病及伴随症状不同而采取的治疗与护理措施有所差异。在进行各项护理技能操作时,因病人年龄、意识状态、活动能力、机体功能状态等不同而采取的操作方法亦有所区别。

本项目中的案例是一位81岁高龄的慢性阻塞性肺疾病急性加重期、右肺肺炎的病人,因急性肺部感染引起高热症状。病人年老体弱、心肺功能不良,意识清醒但配合能力较差,既往有风湿性心脏病和高血压病史。重点是针对病人所患疾病、引起高热的原因及伴随的呼吸系统症状等,给予病人静脉输液抗感染、温水擦浴降体温、雾化吸入化痰解痉平喘、翻身叩背体位引流促排痰、鼻饲补充营养及水分等治疗与护理措施。为病人执行药物静脉输液治疗时,应注意严格控制液体输入速度,严密观察药物作用及有无不良反应;温水拭浴时,应注意掌握热水袋的水温,避免烫伤;体位引流及拍背排痰时,应充分评估病人的耐受能力,选择适宜的排痰方法及引流体位;鼻饲及口腔护理时,应根据病人的配合能力和合作程度,及时调整插入胃管的方法和暴露、清洗口腔的方法。

本项目的难点是运用护理程序的工作思路与方法,对病人进行护理评估,确定病人存在的健康问题,列出明确的护理诊断,制定相应的护理目标和护理措施;在实施护理措施的过程中,根据病人的病情选择适宜的护理技能及正确的操作方法。

【护考训练】

一、案例分析题

张某,男,81 岁。6 年前始反复出现咳嗽、咳痰,多为白色黏痰,偶为黄色,量中等,伴有喘息、呼吸困难等,曾多次在我院治疗,诊断为"慢性阻塞性肺疾病"。1 周前因受凉后再次出现咳嗽、咳痰,痰液黏稠、痰量较多,来我院就诊,门诊医生给予哌拉西林钠-他唑巴坦静脉输液抗感染治疗,病人接受 2 次治疗后,自觉症状减轻,自行停药。2 小时前家属发现病人精神差,言语减少,呼吸急促,无呕吐、抽搐、肢体活动与感觉障碍及大小便失禁等,在家中观察症状未见好转,送我院急诊,以"慢性阻塞性肺疾病急性加重期、右肺肺炎"收住呼吸内科。

问题:

1. 慢性阻塞性肺疾病常见的临床表现是什么? 可能发生的并发症有哪些?

2. 哌拉西林钠-他唑巴坦属于哪一类药物? 用于静脉输液治疗时,应如何正确用药?

病人入院后查体:T 40℃,P 156 次/分,R 44 次/分,BP 190/114mmHg,SpO_2 79%,神志清楚,体型消瘦,呼吸急促,不能言语,查体不配合,无遵嘱动作,轻度贫血貌,眼窝凹陷,皮肤弹性差,桶状胸,右下肺叩诊呈实音,余肺部叩诊呈过清音,右下肺呼吸音较左侧减弱,双肺闻及痰鸣音,未闻及哮鸣音,心律不齐,各瓣膜区未闻及病理性杂音,颈静脉无怒张,肝-颈静脉回流征(-),腹平软,肠鸣音正常。此次发病以来,病人睡眠、精神、食欲欠佳。

问题:

3. 根据病人病情进展情况及入院后体格检查结果,可以为病人确定哪些护理诊断? 支持各项护理诊断的依据是什么?

4. 哪一项护理诊断属于首优问题? 为什么?

5. 针对各项护理诊断,对应的护理目标和护理措施是什么?

病人既往有风湿性心脏病和高血压病史(病情及用药不详)。

问题:

6. 病人既往有风湿性心脏病和高血压病史,对其目前疾病的治疗与护理有什么影响?

7. 为该病人进行健康指导,重点内容包括哪些?

二、单项选择题

(一)A1 型题

1. 以口腔温度为标准,下列发热程度属于高热的是

    A. 37.0~37.5℃   B. 37.3~38.0℃   C. 38.1~39.0℃

    D. 39.1~41.0℃   E. 41℃以上

2. 青霉素皮试液的标准是:每毫升皮试液含青霉素

    A. 2~5U   B. 20~50U   C. 200~500U

    D. 2000~5000U   E. 2万~5万U

3. 选择静脉输液的穿刺部位,**不正确**的是

    A. 选择粗直、弹性好、易固定的静脉   B. 避开关节部位

    C. 避开有静脉瓣的部位   D. 避开有皮肤炎症部位

    E. 由近心端向远心端选择静脉

4. 采集尿常规标本时,留取尿标本正确的时间是

    A. 随时留取尿液   B. 早晨第1次尿   C. 饭前30分钟

    D. 饭后30分钟   E. 全天尿液

5. 温水擦浴时,在头部放置冰袋的目的是

    A. 防止头部充血   B. 减少脑细胞耗氧量   C. 减轻局部疼痛

    D. 加快降温速度   E. 防止继发效应

6. 高热病人适宜的饮食是

    A. 高热量、高蛋白、高维生素流质或半流质饮食

    B. 高热量、高蛋白、高脂肪流质或半流质饮食

    C. 高热量、高蛋白、高脂肪软质饮食

    D. 高膳食纤维饮食

    E. 低蛋白、低脂肪清淡饮食

7. 成人鼻饲时,胃管插入长度的正确测量方法是

    A. 从鼻尖至耳垂   B. 从前额发际至剑突   C. 从鼻尖至耳垂再到胸骨

    D. 从眉心至胸骨柄的距离   E. 从耳垂到剑突的距离

8. 慢性阻塞性肺疾病的并发症,下列哪项**除外**

    A. 慢性呼吸衰竭   B. 自发性气胸   C. 慢性肺源性心脏病

    D. 右心衰竭   E. 支气管哮喘

（二）**A2 型题**

9. 张某,男,81 岁。因右肺肺炎收入院,持续 2 日,每日测量口腔温度波动范围在 39.3~40.0℃,并伴有脉搏、呼吸明显增快,该病人发热的热型是

    A. 稽留热   B. 弛张热   C. 间歇热

    D. 持续热   E. 不规则热

10. 张某,男,81 岁。因慢性阻塞性肺疾病急性加重期、右肺肺炎入院,入院当晚 8 时, 护士为病人查体:T 39.6℃,P 140 次/分,R 36 次/分,BP 146/85mmHg,护士给予病人下列护 理措施,**不妥**的是

    A. 嘱病人卧床休息   B. 测体温 Q4h

    C. 予温水拭浴,冰袋置病人头顶、足底处   D. 鼓励病人多喝水

    E. 及时帮病人擦干汗液

11. 张某,男,81 岁。因右肺肺炎收入院,为了促进病人肺下叶痰液引流,适宜采取的引 流体位是

    A. 坐位或半坐卧位   B. 侧卧位与平卧位交替

    C. 头低足高位或俯卧位   D. 膝胸位

E. 端坐卧位

12. 护士为病人进行青霉素药物过敏试验,20分钟后观察皮试结果,见局部皮丘隆起,直径大于1cm,有痒感,护士**不正确**的处理是

　　A. 立即在另一侧前臂掌侧用0.9%氯化钠做对照试验

　　B. 及时报告医生

　　C. 告知病人及其家属禁用青霉素

　　D. 在医嘱单、体温单、注射单、门诊病历、床头卡等处注明青霉素阳性标记

　　E. 做好交接班,并将结果记录在交班报告

13. 张某,男,81岁。诊断"慢性阻塞性肺疾病",因受凉后出现咳嗽、咳痰,于门诊就诊后需应用"哌拉西林钠-他唑巴坦"静脉输液治疗,护士选用头皮针为其进行静脉穿刺,优先选择的静脉是

　　A. 桡静脉　　　　　　B. 头静脉　　　　　　C. 贵要静脉

　　D. 正中静脉　　　　　E. 手背静脉网

14. 病人在静脉输液过程中出现胸闷、呼吸困难、咳嗽、咳粉红色泡沫痰,护士应立即为病人采取的卧位是

　　A. 去枕仰卧位　　　　B. 左侧卧位　　　　　C. 端坐位,两腿下垂

　　D. 休克卧位　　　　　E. 头低足高位

15. 病人肺部感染入院后,需采集血标本做血培养和抗生素敏感试验。最佳的采血时间是

　　A. 应用抗生素之前　　B. 静脉滴注抗生素时　　C. 应用抗生素之后

　　D. 空腹时　　　　　　E. 发热间歇期

16. 病人以"不明原因肺炎、H_7N_9感染待排"收住感染病区,神志不清、躁动,痰量多、黄色黏稠,应用无创呼吸机辅助通气。护士为该病人采集痰培养标本,方法正确的是

　　A. 嘱病人晨起后先用漱口溶液漱口,再用清水漱口

　　B. 协助病人取半坐卧位,以利于咳嗽、排痰

　　C. 指导病人深呼吸数次后,用力咳出气管深处的痰液

　　D. 自下而上叩击病人背部数次,应用无菌吸痰法将痰液吸入集痰器内

　　E. 采集标本后放于指定位置,定时送检

17. 张某,男,81岁。慢性阻塞性肺疾病急性加重期、右肺肺炎入院,双肺听诊痰鸣音明显,痰量多、黏稠,医嘱:布地奈德混悬液2mg雾化吸入qd。护士给予病人用药指导,正确的是

　　A. "该药物不会有任何副作用,请您放心用药"

　　B. "该药物是激素类药物,可以抑制呼吸道炎症反应,缓解支气管痉挛症状"

　　C. "如果您感觉气促症状缓解,请立即停止用药"

　　D. "雾化吸入后,请立即漱口,以保持口腔清洁"

　　E. "如果您要下床活动,可先预防性吸入药物"

18. 张某,男,81岁。诊断:慢性阻塞性肺疾病急性加重期、右肺肺炎。双肺听诊痰鸣音明显,痰量多、黏稠,不能自行咳出,给予氧气雾化吸入,护士操作正确的是

　　A. 雾化吸入前后用呋喃西林液漱口　　　B. 药物用蒸馏水稀释至30~50ml

　　C. 氧气流量调至4~5L/min　　　　　　D. 湿化瓶内加蒸馏水至1/2满

E. 口含嘴放入口中,紧闭口唇,深吸气

19. 张某,男,81 岁。6 年前诊断为慢性阻塞性肺疾病,1 周前因受凉后出现咳嗽、咳痰,2 小时前呼吸困难症状加重入院,护士对该病人所采取的氧疗方式正确的是

    A. 持续低流量吸氧   B. 持续高流量吸氧   C. 间歇低流量吸氧

    D. 间歇高流量吸氧   E. 高压氧疗

20. 张某,男,81 岁。诊断"慢性阻塞性肺疾病急性加重期、右肺肺炎",护士遵医嘱为病人实施体位引流,操作**错误**的是

    A. 在病人饭后 1 小时进行

    B. 操作前 15 分钟先给予雾化吸入

    C. 体位引流时配合肺部叩击排痰

    D. 密切观察病人呼吸、心率和血氧饱和度等变化

    E. 引流时间 15～30 分钟为宜

21. 张某,男,81 岁。慢性阻塞性肺疾病急性加重期、右肺肺炎,痰量多、黏稠,不能自行咳出,为了促进排痰,护士为其进行胸部叩击,叩击方法正确的是

    A. 病人取右侧卧位

    B. 护士手掌扇形张开

    C. 护士五指弯曲并拢,使掌侧呈空杯状,以手腕力量,迅速而有节奏地叩击胸壁

    D. 自上而下、由内至外叩击胸壁

    E. 叩击频率为每分钟 60～100 次

22. 张某,男,81 岁。患慢性阻塞性肺疾病,护士指导病人进行腹式呼吸锻炼时,**不妥**的是

    A. 缓慢吸气   B. 吸气时腹部尽力凸出

    C. 快速呼气   D. 呼气时腹部尽力收缩

    E. 用鼻吸气,用口呼气

23. 张某,男,81 岁。患有慢性阻塞性肺疾病 6 年,护士指导病人进行呼吸功能锻炼时,吸气与呼气时间比应为

    A. 1:1   B. 1.5:1   C. 2:1

    D. 2.5:1   E. 1:2

24. 李某,男,62 岁。因肺部感染入院,神志不清、躁动,痰量多、黄色黏稠。医嘱:盐酸氨溴索 30mg 雾化吸入 bid。盐酸氨溴索雾化吸入的作用是

    A. 解痉、平喘   B. 镇静、镇痛   C. 抑制腺体分泌

    D. 稀释痰液,祛痰   E. 控制炎症

25. 李某,男,62 岁。以"不明原因肺炎、H_7N_9 感染待排"转入感染病区,处于浅昏迷状态,无法自行进食、进水。护士为其插胃管以灌注流质饮食、满足营养需要,插胃管时,为了提高插管成功率,正确的措施是

    A. 给病人安置平卧位,利于胃管插入

    B. 嘱病人做吞咽动作,顺势将胃管向前推进至预定长度

    C. 插管时动作轻快准确,使胃管能快速通过咽喉部

    D. 插入胃管约 15cm 时,托起病人头部使下颌靠近胸骨柄

    E. 用压舌板检查胃管有无盘曲在口腔,注意观察胃管是否进入胃内

26. 李某,男,62 岁。因高热、昏迷,留置胃管鼻饲。护士每日为其进行口腔护理 2～3 次,操作目的**不包括**的是

  A. 保持口腔清洁、湿润   B. 防止发生口臭、口垢

  C. 清除口腔内一切细菌   D. 观察口腔黏膜情况

  E. 预防发生口腔并发症

27. 张某,男,81 岁。因急性肺部感染,持续高热,神志清楚,精神疲倦,不能言语,口腔黏膜完好,无异味,护士为其实施口腔护理时,正确的是

  A. 禁忌漱口

  B. 为病人取平卧位,头偏向护士

  C. 用开口器助病人张口,不可使用暴力

  D. 选用 0.2% 呋喃西林棉球擦洗

  E. 棉球拧至半干,以确保擦洗干净

28. 张某,男,81 岁。因慢性阻塞性肺疾病急性加重期、右肺肺炎入院治疗,现病情缓解准备出院。护士进行出院指导时,**不妥**的是

  A. 戒烟   B. 适当运动   C. 进行腹式呼吸锻炼

  D. 预防受凉感冒   E. 长期服用抗生素预防感染

（三）A3/A4 型题

（29～31 题共用题干）

张某,男,81 岁。因受凉后出现咳嗽、咳痰,痰液黏稠、痰量较多,来医院门诊就诊,医嘱:0.9% 氯化钠注射液 100ml + 哌拉西林钠-他唑巴坦 4.5g/ivgtt。

29. 该病人静脉输液的目的是

  A. 补充营养,供给热能

  B. 纠正水和电解质失调,维持酸碱平衡

  C. 输入药物,治疗疾病

  D. 利尿、脱水

  E. 增加循环血量,改善微循环

30. 护士选择滴系数为 15 滴/毫升的输液管,并将输液滴速调节为 30 滴/分,预计多长时间滴完该组液体

  A. 20 分钟   B. 30 分钟   C. 40 分钟

  D. 50 分钟   E. 60 分钟

31. 输液过程中,护士巡视发现溶液不滴,应首先采取的措施为

  A. 抬高输液瓶   B. 热敷穿刺部位   C. 调整针头斜面

  D. 挤压输液管   E. 观察穿刺部位有无红肿、疼痛

（32～34 题共用题干）

张某,男,81 岁。因慢性阻塞性肺疾病急性加重期、右肺肺炎入院。现体温 39.6℃。护士为其执行温水拭浴降温。

32. 温水擦浴时,操作方法正确的是

  A. 用力揉擦,以按摩局部

  B. 胸、腹、足心延长拍拭时间,促进散热

  C. 病人发生寒战时应减慢拍拭速度

    D. 头部、足底置热水袋,水温不超过 50℃

    E. 以离心方向拍拭

33. 在退热过程中护士应严密监测病人病情,特别注意病人可能出现

    A. 体温不升   B. 虚脱   C. 稽留热

    D. 速脉   E. 畏寒

34. 实施温水拭浴降温措施后,复测体温的时间是

    A. 立即   B. 30 分钟后   C. 60 分钟后

    D. 2 小时后   E. 需要时

(35 ~ 38 题共用题干)

李某,男,62 岁。诊断"肺部感染"收住呼吸内科。入院后医生开出长期医嘱:5% 葡萄糖 250ml + 哌拉西林钠-他唑巴坦 4.5g/ivgtt q8h,临时医嘱:青霉素皮试。

35. 长期医嘱中"q8h"的中文意思是

    A. 每日 8 次   B. 每隔 8 小时 1 次   C. 每小时 8 次

    D. 每隔 8 日 1 次   E. 需执行 8 次

36. 医生开出临时医嘱"青霉素皮试"的原因是:哌拉西林钠-他唑巴坦的药物成分"哌拉西林钠"为

    A. 半合成青霉素类抗生素   B. 青霉素的降解产物

    C. 青霉噻唑酸   D. 青霉烯酸

    E. 青霉噻唑蛋白

37. 护士为病人进行青霉素药物过敏试验时,应准备的急救药物是

    A. 盐酸肾上腺素   B. 地塞米松   C. 多巴胺

    D. 洛贝林   E. 葡萄糖酸钙

38. 输液过程中,护士巡视病房,发现病人出现胸闷、心慌、气促、皮肤瘙痒,测量血压为 90/50mmHg。护士首先应采取的措施是

    A. 立即报告医生   B. 立即停止输入青霉素   C. 给予高流量吸氧

    D. 静脉注射地塞米松   E. 遵医嘱应用呼吸兴奋剂

(39 ~ 44 题共用题干)

李某,男,62 岁。6 天前无明显诱因出现低热,2 天前晨起自觉全身乏力,阵发性干咳,痰量少,活动后胸闷、气促,登 2 ~ 3 级楼梯可出现症状,诊断"肺部感染"收入院。

39. 病人入院后,护士收集病人资料,其中属于主观资料的是

    A. 低热   B. 全身乏力   C. 阵发性干咳

    D. 痰量少   E. 气促

40. 病人入院次晨出现高热、烦躁、气促,测量体温 39.8℃、$SpO_2$83%,护士为病人确定的护理诊断,正确的是

    A. 清理呼吸道无效

    B. 体温过高   与急性肺部感染有关

    C. 气体交换受损   因痰液阻塞气道、导致通气不足

    D. 活动无耐力   与高热、烦躁、气促有关

    E. 潜在并发症:呼吸衰竭   与肺部感染有关

41. 护士针对病人上述护理诊断,确定护理目标,陈述正确的是
    A. 病人能进行有效咳痰,咳痰后呼吸顺畅
    B. 使病人气促症状减轻、血氧饱和度增高
    C. 病人体温逐渐恢复至正常范围
    D. 护士能及时发现并处理慢性呼吸衰竭并发症
    E. 病人能进行适量活动,活动后无烦躁、气促症状

42. 护士给予病人药物降温、吸氧等处理后症状未见好转,急查动脉血气分析:pH7.51,PaO_2 51mmHg,$PaCO_2$ 22mmHg,急查胸部 CT 示:双肺感染、双侧胸腔少量积液,急请感染病区专家会诊,以"不明原因肺炎、H_7N_9 感染待排"转入感染病区。病人转入感染病区的原因是
    A. 病人病情危重　　　　　　　　　B. 病人双肺感染
    C. 病人双侧胸腔少量积液　　　　　D. H_7N_9 感染为乙类传染病
    E. 病人病因不明

43. 病人转入感染病区后,应采取的隔离种类是
    A. 呼吸道隔离　　　　B. 血液-体液隔离　　　　C. 严密隔离
    D. 保护隔离　　　　　E. 接触隔离

44. 病情继续恶化,BP 94/60mmHg、SpO_2 86%,神志不清、躁动,双肺呼吸音粗,可闻及湿啰音及痰鸣音,痰量多,黄色黏稠。病人目前应优先解决的健康问题是
    A. 体液不足　　　　　B. 体温过高　　　　　C. 气体交换受损
    D. 意识障碍　　　　　E. 清理呼吸道无效

三、多项选择题

45. 使用青霉素药物前,应先详细询问病人"三史",并进行青霉素药物过敏试验,结果阴性方可用药。"三史"包括
    A. 用药史　　　　　　B. 过敏史　　　　　　C. 既往史
    D. 家族史　　　　　　E. 婚姻史

46. 执行静脉输液治疗时,护士为病人调节输液滴速的主要依据是
    A. 年龄　　　　　　　B. 性别　　　　　　　C. 意识状态
    D. 病情　　　　　　　E. 药物性质

47. 进行体位引流前应充分考虑病人病情及耐受能力,若病人出现下列哪种情况时,不宜实施操作
    A. 呼吸衰竭　　　　　　　　　　　B. 有明显呼吸困难及发绀
    C. 近 1～2 周内曾有大咯血　　　　D. 有严重心血管疾病
    E. 年老体弱无法耐受操作

48. 实施温水擦浴降温时,应稍延长拍拭时间,以促进散热的部位是
    A. 后颈、胸前区　　　　B. 颈外侧、腋窝　　　　C. 肘窝、掌心
    D. 腹股沟、腘窝　　　　E. 腹部、足底

49. 为病人鼻饲流质饮食,插入胃管后,验证胃管是否在胃内的方法,正确的是
    A. 将胃管末端连接灌注器,抽吸,有胃液抽出
    B. 将听诊器置于病人胃底部,用灌注器从胃管末端快速注入 10ml 温水,听到气过

水声

C. 将听诊器置于病人胃底部,用灌注器从胃管末端快速注入 10ml 空气,听到气过水声

D. 将胃管末端放入水中,有气泡逸出

E. 将胃管末端放入水中,无气泡逸出

50. 为昏迷病人进行口腔护理时,操作正确的是

A. 使用张口器协助漱口

B. 擦洗动作轻柔,避免损伤牙龈及口腔黏膜

C. 擦洗时用血管钳夹紧棉球,每次只能夹棉球 1 个,以防棉球遗留在口腔内

D. 棉球不宜过湿,以免溶液误吸入呼吸道导致呛咳或窒息

E. 若病人有活动义齿,应取出,用热水浸泡、刷洗干净,并置于清水杯中保存

（黄惠清　肖秀英）

选择题参考答案

1. D	2. C	3. E	4. B	5. A	6. A	7. B	8. E	9. A	10. C
11. C	12. A	13. E	14. C	15. A	16. D	17. B	18. E	19. A	20. A
21. C	22. C	23. E	24. D	25. D	26. C	27. B	28. E	29. C	30. D
31. E	32. E	33. B	34. B	35. B	36. A	37. A	38. B	39. B	40. B
41. C	42. D	43. C	44. C	45. ABD	46. ADE	47. ABCDE	48. BCD
49. ACE	50. BCD

项目六　重症病人的护理

【学习指导】

一、学习小结

本项目是重症病人的护理,主要训练重症病人病情发展过程中护士需给予的护理工作,主要涉及收治病人后的协助诊断、明确诊断后的用药护理、病情危重时的抢救配合与病情监测、病情稳定后的安全防护与健康指导。

本项目中涉及的主要护理实践技能包括:

1. 末梢血糖监测
2. 心电图测量
3. 皮下注射
4. 胰岛素笔注射
5. 静脉注射
6. 床边心电监护和血氧饱和度监测
7. 跌倒预防
8. 糖尿病足预防
9. 保护具应用

二、重点、难点解析

重症病人的护理,因病人临床表现不同涉及的操作技能亦有所不同,重点是要具体情况具体分析,根据案例实际,选择恰当的操作技能,满足重症病人护理的需要。

本项目中的案例描述的是一位高血压伴 2 型糖尿病的病人病情发展的全过程,病人收治入院后,护士遵医嘱为病人测量血压、末梢血糖监测、心电图检查,协助主管医生明确疾病诊断,通过测得的数值显示,病人空腹血糖值偏高,护士遵医嘱为病人皮下注射胰岛素以降低病人血糖,在病人治疗过程中,由于病人不适应医院环境,休息不好,进食又较少,再加上胰岛素的使用,从而使病人出现了严重的低血糖现象,病人病情危重,护士立即遵医嘱给病人静脉注射 50% 葡萄糖 30ml,以纠正低血糖,缓解病人不适症状,并持续床边监护和血氧饱和度监测,严密观察病人病情变化,经过积极抢救治疗,病人低血糖反应得以纠正,病情得到控制,但病人仍然四肢末梢感觉麻痹,睡眠、精神、食欲欠佳,护士要为病人应用保护具,做好跌倒预防宣教和指导,防止病人意外受伤,病人倒温开水饮用时,不慎将温开水打翻,溅湿了鞋袜,护士要为病人进行足部皮肤护理,预防发生糖尿病足。

本项目的难点,一是要学会运用护理程序对病人进行护理评估,根据评估结果明确病人存在的健康问题,做出相应的护理诊断,根据病人存在的护理问题,确定相应的护理目标,同时围绕护理目标制定相应的护理措施,以确保护理目标的实现;二是确定在实施护理措施的过程中需要用到哪些护理技能,并能熟练运用护理技能配合护理目标的实现。

【护考训练】

一、案例分析题

冯某,男,67 岁。7 年前无明显诱因出现头晕、头痛伴乏力,到当地医院就诊,当时血压160/90mmHg,诊断为原发性高血压。之后间断服用降压药,血压时高时低,最高 210/130mmHg,最低 110/60mmHg。1 年前出现多饮、多尿,经医院确诊为 2 型糖尿病,平时服用格列吡嗪控释片控制血糖。3 天前出现四肢麻痹,在家观察症状无好转,遂到医院就诊,门诊以"2 型糖尿病、糖尿病周围神经病变;高血压 3 级(高危组)"诊断收住心血管内科。

问题:

1. 2 型糖尿病、高血压 3 级的诊断依据是什么?

2. 1 型糖尿病与 2 型糖尿病有什么不同?

入院后查体:T 36.6℃,P 80 次/分,R 20 次/分,BP 210/100mmHg,神志清楚,唇无发绀,伸舌居中,双肺呼吸音粗,未闻及干湿性啰音,心前区无隆起,心界无扩大,心率 80 次/分,律齐,各瓣膜听诊区未闻及杂音。腹平软,全腹无压痛及反跳痛。肝、脾均未触及,双肾区无叩击痛,无移动性浊音,肠鸣音 4 次/分。四肢末梢感觉减弱,四肢肌力肌张力正常。此次发病以来,病人睡眠、精神、食欲欠佳。

问题:

3. 病人的阳性体征是什么? 正常值是多少?

4. 根据病人的临床表现,病人可能出现的并发症是什么?

入院后完善相关检查,血常规示:白细胞 5.1×10^9/L、红细胞 3.82×10^{12}/L,甘油三酯 4.59mmol/L,胆固醇 7.0mmol/L,低密度脂蛋白 3.77mmol/L,糖化血红蛋白 7.0%,颅脑 CT 未见异常,胸片示:双肺纹理粗多。

问题:

5. 根据以上病情的描述,病人存在哪些护理问题?

6. 支持各项护理诊断的依据是什么?

7. 最应排在首位的护理诊断是哪个?

8. 根据护理诊断,制定什么护理目标较为合适?

9. 针对病人出现的护理问题,应如何护理该病人?

10. 经治疗病人情况好转,应向病人进行哪些健康指导?

二、单项选择题

(一)A1 型题

1. 属于正常成人血压水平的是

    A. 收缩压 90 ~ 140mmHg,舒张压 60 ~ 90mmHg

    B. 收缩压 90 ~ 139mmHg,舒张压 60 ~ 89mmHg

C. 收缩压 90 ~ 120mmHg,舒张压 60 ~ 80mmHg

D. 收缩压小于 120mmHg,舒张压小于 80mmHg

E. 收缩压 90mmHg,舒张压 60mmHg

2. 高血压的诊断标准是

    A. 收缩压≥130mmHg 和(或)舒张压≥85mmHg

    B. 收缩压≥130mmHg 和(或)舒张压≥95mmHg

    C. 收缩压≥140mmHg 和(或)舒张压≥85mmHg

    D. 收缩压≥140mmHg 和(或)舒张压≥90mmHg

    E. 收缩压≥140mmHg 和(或)舒张压≥95mmHg

3. 血糖监测的评估要点**不包括**

    A. 血糖仪工作状态   B. 试纸有效期   C. 使用降压药情况

    D. 进食时间   E. 病人末梢循环

4. 常规心电图导联共有

    A. 7 个导联   B. 9 个导联   C. 12 个导联

    D. 15 个导联   E. 18 个导联

5. 心电图检查时,上肢电极一般放置于

    A. 腕关节上方 3cm 处   B. 腕关节上方 4cm 处   C. 腕关节上方 5cm 处

    D. 腕关节上方 6cm 处   E. 腕关节上方 7cm 处

6. 下列**不属于**心电图的监测范围的是

    A. 诊断心律失常类型

    B. 了解洋地黄、抗心律失常药物的治疗效果

    C. 确定心功能衰竭的程度或分级

    D. 辅助诊断电解质紊乱

    E. 诊断心肌缺血

7. 心电图中,代表左、右心房除极的是

    A. P-R 间期   B. P 波   C. QRS 波

    D. T 波   E. U 波

8. 心电图记录纸横向每小格代表的时间和纵向每小格代表的电压分别是

    A. 横向每小格代表 0.01s,纵向每小格代表 0.4mV

    B. 横向每小格代表 0.04s,纵向每小格代表 0.1mV

    C. 横向每小格代表 0.4s,纵向每小格代表 0.01mV

    D. 横向每小格代表 0.4s,纵向每小格代表 0.1mV

    E. 横向每小格代表 0.4s,纵向每小格代表 1mV

9. 普通胰岛素每支 10ml,为 400U,现需注射 12U,应抽

    A. 0.1ml   B. 0.2ml   C. 0.3ml

    D. 0.4ml   E. 0.5ml

10. 皮下注射时,针头刺入深度应是

    A. 1/3   B. 2/3   C. 1/2

    D. 全部刺入   E. 针头斜面

11. 皮下注射的外文缩写是

A. ID
B. H
C. IM
D. IV
E. ivgtt

12. 脉搏血氧饱和度(SPO₂)的正常值是
A. 70%～80%
B. 80%～90%
C. 90%～100%
D. 96%～100%
E. 86%～100%

13. **不会**影响血氧饱和度监测的因素是
A. 血红蛋白的质量
B. 脉搏的强弱
C. 血液中的静脉燃料
D. 放置探头距离心脏的位置
E. 肤色深浅

14. 进行心电监护,安装电极时,选择的导联应明显显示
A. P波
B. QRS波
C. T波
D. U波
E. 均应明显显示

15. 心电监护时,关于无创血压监测,下列**不正确**的是
A. 无创伤性,重复性好
B. 自动测压,省时省力,易掌握
C. 能间接判断是否有心律失常
D. 自动监测血压袖带的大小,测量平均动脉压准确
E. 可引起肢体神经缺血、麻木等并发症

16. 指导糖尿病病人进行体育锻炼时,**不正确**的方法是
A. 运动时间不宜过短
B. 运动量不宜过大
C. 最好做有氧运动
D. 随身携带糖果,以便出现低血糖时使用
E. 运动不宜在空腹时进行

17. 使用约束带时,应重点观察
A. 衬垫是否垫好
B. 神志是否清楚
C. 约束带是否牢靠
D. 局部皮肤颜色和温度
E. 体位是否舒适

18. 肩部约束带主要限制病人
A. 上肢活动
B. 下肢活动
C. 头部活动
D. 肢体活动
E. 坐起

19. **不可**使用约束带的病人是
A. 发热、谵妄病人
B. 烦躁不安病人
C. 精神病病人
D. 昏迷病人
E. 神经症病人

(二) A2 型题

20. 冯某,男,67岁。高血压3级,下列健康教育中,**错误**的是
A. 长期卧床
B. 戒烟
C. 限酒
D. 减肥
E. 限制钠盐摄入

21. 冯某,男,67岁。高血压,饮食护理中,食盐摄入量应是
A. 每日 >2g
B. 每日 >3g
C. 每日 <6g
D. 每日 <8g
E. 每日 <10g

22. 张某,女性,50 岁。因胸闷、胸痛持续发作 6 小时急诊入院,入院诊断:急性前壁心肌梗死,医嘱行心电图检查。护士协助进行心电图检查时,肢体导联线红色电极应安放在

    A. 左上肢手腕部   B. 右上肢手腕部   C. 左下肢足踝部

    D. 右下肢足踝部   E. 剑突下

23. 王某,女性,32 岁。诉心慌不适来诊,医嘱行心电图检查。护士在给该病人进行心电图检查时,单极胸导联 V_1 单极应放在

    A. 胸骨右缘第四肋间   B. 胸骨左缘第四肋间   C. 左腋中线第五肋间

    D. 左腋前线第五肋间   E. 左锁骨中线与第四肋间相交处

24. 李某,男。1 型糖尿病,现病情稳定出院,护士在胰岛素注射指导中**不妥**的是

    A. 每日饭前 30 分钟注射   B. 不能在发炎、化脓、硬结处注射

    C. 注射部位固定在三角肌下缘   D. 严格做好皮肤消毒

    E. 针头与皮肤成 30°~40°角进针

25. 王某,男性,67 岁。1 型糖尿病,长期注射胰岛素治疗。关于胰岛素的使用,下列说法**错误**的是

    A. 如胰岛素储存于冰箱内,使用时可立即取出使用

    B. 未开封的胰岛素放于冰箱 4~8℃ 冷藏保存

    C. 正在使用的胰岛素在常温下(不超过 28℃)可使用 28 天

    D. 注射部位要经常更换

    E. 同一区域注射,必须离上一次注射部位 2cm 以上

26. 张某,女性。糖尿病病史 10 年,近 2 个月感双足趾端麻木,下肢皮肤针刺样疼痛伴尿失禁、无汗就诊。体检:消瘦,营养欠佳,双手骨间肌萎缩,肌力Ⅳ级,空腹血糖 14.5mmol/L,血酮(-)。下列正确的是

    A. 糖尿病并发脑血管意外   B. 糖尿病神经病变   C. 糖尿病微血管病变

    D. 糖尿病自主神经病变   E. 糖尿病感觉神经病变

27. 李某,因低血糖静脉注射 25% 葡萄糖,病人自述有痛感,观察局部皮肤无隆起,抽吸无回血,应考虑是

    A. 静脉痉挛   B. 针头刺入皮下   C. 针头刺入深层组织

    D. 针头斜面一半在血管外   E. 针头斜面紧贴血管内壁

28. 冯某,男,67 岁。2 型糖尿病,病人注射过胰岛素后出现了头晕、心慌、胸闷、饥饿感等不适症状,测得血糖值为 2.6mmol/L。医嘱:持续床边心电监护和血氧饱和度监测 st。护士操作中**不正确**的是

    A. 右上(RA)置于右锁骨中线第 1 肋间

    B. 左上(LA)置于左锁骨中线第 1 肋间

    C. 左下(LL)置于左锁骨中线剑突水平处

    D. 右下(RL)置于右锁骨中线剑突水平处

    E. 中间(C)置于胸骨左缘第 5 肋间

29. 李某,男性,61 岁。做家务时突发心前区疼痛,伴胸闷憋气来院就诊,诊断为急性心肌梗死,入院治疗,行心电监护。护士操作中**错误**的是

    A. 放置电极片前清洁摩擦胸壁皮肤,保持导电良好

    B. 放置电极片时,避开电除颤的部位

C. 为病人测量血压时,不可直接在有静脉输液或插导管的肢体上安装袖带

D. 电极片使用 48 小时后及时更换

E. 导联为综合导联,电极可以随意放置

30. 张某,急性心肌梗死,护士在为其行心电监护时,ECG 显示 QRS 振幅低,原因可能为

A. 肌电干扰

B. 电磁干扰

C. 两个电极之一正好放在了心肌梗死部位的体表投影区

D. 线路连接不良

E. 电极正负位置颠倒

31. 郭某,男,76 岁。曾有过跌倒史,预防病人跌倒的措施**不包括**

A. 居室地面平整光滑   B. 走廊两侧、浴室、马桶旁安装扶手

C. 平衡功能差的老年人应使用助行器   D. 转换体位的速度要慢

E. 物品摆放有序

32. 冯某,男,67 岁。以"2 型糖尿病、高血压 3 级"收治入院,为预防病人并发糖尿病足,下列措施**错误**的是

A. 洗脚时水温适中   B. 每天检查脚有无水疱、伤口

C. 劳累时可以泡泡脚   D. 戒烟、戒酒

E. 勤换鞋袜,不赤脚穿鞋

33. 王某,48 岁。以呼吸困难、口唇发绀、烦躁不安急诊入院,诊断为急性心力衰竭,为防止病人受伤,应采取的保护措施是

A. 使用双套结固定肢体防止自伤   B. 使用膝部约束带防止坠床

C. 使用肩部约束带防止碰伤   D. 使用腕部约束带防止自伤

E. 使用双侧床档防止坠床

34. 李某,男,18 岁。双下肢不慎被开水烫伤,可考虑为其使用的保护具是

A. 床档   B. 支被架   C. 肩部约束带

D. 腕部约束带   E. 膝部约束带

35. 病人,王某,32 岁。破伤风,表现为意识模糊、牙关紧闭、角弓反张、四肢抽搐,下列采取的安全措施**不妥**的是

A. 使用床档   B. 取下义齿

C. 约束四肢   D. 纱布包裹压舌板垫于上、下磨牙之间

E. 室内光线充足,安静

（三）A3/A4 型题

(36～40 题共用题干)

冯某,男,67 岁。7 年前无明显诱因出现头晕、头痛伴乏力,到当地医院就诊,当时血压 160/90mmHg,诊断为原发性高血压。之后间断服用降压药,血压时高时低,最高 210/130mmHg,最低 110/60mmHg。1 年前出现多饮、多尿,经医院确诊为 2 型糖尿病,平时服用格列吡嗪控释片控制血糖。3 天前出现四肢麻痹,在家观察症状无好转,遂到医院就诊,门诊以"2 型糖尿病、糖尿病周围神经病变;高血压 3 级(高危组)"收住心血管内科。

36. 糖尿病的典型症状是

A. 多尿、多饮、多食及体重减轻   B. 少尿、多饮、多食及体重减轻

C. 多尿、多饮、少食及体重减轻　　　　D. 多尿、多睡、多食及体重减轻

E. 多尿、多饮、多食及体重增加

37. 3级高血压的诊断标准正确的是

    A. 收缩压≥160mmHg,舒张压≥110mmHg

    B. 收缩压≥180mmHg,舒张压≥100mmHg

    C. 收缩压≥180mmHg,舒张压≥110mmHg

    D. 收缩压≥160mmHg,舒张压≥100mmHg

    E. 收缩压＞180mmHg,舒张压＞110mmHg

38. 1型与2型糖尿病鉴别时,主要鉴别特征为

    A. 年龄大小　　　　　　B. 体重轻重　　　　　　C. 并发症

    D. 家族史　　　　　　　E. 对胰岛素依赖性及发生酮症倾向

39. 针对此病人,护理措施**不正确**的是

    A. 遵医嘱应用降压药、降糖药、神经营养药等

    B. 嘱病人绝对卧床休息

    C. 严密监测病人病情变化

    D. 注意个人卫生,学会足部护理

    E. 合理膳食,适当运动

40. 针对此病人,下列健康指导**不正确**的是

    A. 生活规律,戒烟酒　　　B. 定期复诊　　　　　　C. 运动量不宜过小

    D. 限制钠盐摄入　　　　　E. 控制体重

(41~44题共用题干)

张某,女,60岁,2型糖尿病,需注射胰岛素治疗。

41. 抽取胰岛素时,常用的注射器规格是

    A. 1ml　　　　　　　　　B. 2ml　　　　　　　　　C. 2.5ml

    D. 5ml　　　　　　　　　E. 10ml

42. 护士应采取的给药途径是

    A. 皮内注射　　　　　　　B. 肌内注射　　　　　　C. 静脉滴注

    D. 皮下注射　　　　　　　E. 静脉注射

43. 常用的注射部位**不包括**

    A. 上臂三角肌下缘　　　　B. 前臂　　　　　　　　C. 臀部

    D. 大腿外侧　　　　　　　E. 腹部

44. 护士用胰岛素笔注射时操作**错误**的是

    A. 注射部位用聚维酮碘消毒　　　　B. 注射后,针头在皮下保留6~10秒

    C. 进针角度与皮肤成90°角　　　　　D. 胰岛素笔保存于25℃常温下

    E. 饭后半小时注射

(45~46题共用题干)

    刘某,男性,62岁,因患糖尿病5年长期使用胰岛素治疗,今日注射胰岛素后病人出现头晕、心慌、胸闷、饥饿感等不适症状。

45. 病人可能发生了

  A. 低血糖反应   B. 酮症酸中毒   C. 心源性晕厥

  D. 高血糖   E. 胰岛素瘤

46. 护士应采取的急救措施是

  A. 就地休息   B. 加大饭量   C. 立即输入0.9%氯化钠

  D. 减少胰岛素用量 E. 尽快给予糖分补充

(47~50题共用题干)

  李某,男性,67岁,糖尿病,今晨病人剧烈活动后出现了头晕、心慌、胸闷、饥饿感等不适症状。医嘱:50%葡萄糖30ml iv st。

47. 迅速建立静脉通道时应选择的注射部位是

  A. 手背静脉   B. 足背静脉   C. 颈外静脉

  D. 股静脉   E. 肘正中静脉

48. 静脉注射时止血带应扎在穿刺部位上方

  A. 4cm   B. 5cm   C. 6cm

  D. 8cm   E. 10cm

49. 护士操作中**不正确**的是

  A. 注射时应由远心端到近心端选择血管 B. 针头与皮肤成20°刺入

  C. 见回血松开止血带推药   D. 注射毕,先拔针后按压穿刺点

  E. 注意观察用药后的反应

50. 静脉注射时病人局部肿胀、疼痛,试抽有回血,可能的原因是

  A. 针头未刺入血管内   B. 针头斜面部分在血管内

  C. 针头刺破对侧血管壁   D. 针头刺入深部组织

  E. 以上都不是

(51~52题共用题干)

  王某,女,71岁,早晨上台阶时摔倒在地,不能站立和行走,自感局部剧痛,神志尚清楚,家人随即将其送往医院。老人平素视力不好,最近未服用药物,患类风湿关节炎20年,颈椎病5年,曾跌倒过1次。

51. 导致该病人跌倒的因素最**不可能**的是

  A. 既往跌倒史   B. 台阶过高   C. 颈椎病

  D. 用药不当   E. 视力差

52. 对该病人进行护理时,以下**不合理**的是

  A. 为避免病人再跌倒,指导病人尽量减少活动

  B. 安慰病人,减少病人对跌倒的恐惧感

  C. 必要时,鼓励病人使用拐杖

  D. 积极治疗病人的颈椎病和类风湿关节炎

  E. 指导其家属改善病人的居住环境

(53~55题共用题干)

  冯某,男,36岁,精神分裂症,有自伤行为。

53. 为限制病人手腕和踝部的活动,可用宽绷带打成

  A. 外科结   B. 死结   C. 滑结

D. 单套结　　　　　　　E. 双套结

54. 护士在为其使用保护具时**不正确**的操作是
    A. 扎紧约束带,定期作按摩
    B. 使用前征求病人及家属意见
    C. 安置舒适卧位,定时更换
    D. 定时观察约束部位皮肤的颜色和温度
    E. 记录约束时间

55. 使用约束具时,应保持病人肢体处于
    A. 舒适位置　　　　B. 功能位置　　　　C. 强迫位置
    D. 被迫位置　　　　E. 被动位置

三、多项选择题

56. 关于血糖监测技术,描述正确的是
    A. 遵医嘱严格掌握采血时间
    B. 测定前检查血糖仪与试纸代码的一致性
    C. 应用试纸测试时可滴取少量血
    D. 取血时不可用力过度挤压采血部位
    E. 不能触摸血糖试纸的测试区和滴血区

57. 与糖尿病足的发生有关的因素为
    A. 糖尿病神经病变　　B. 下肢动脉供血不足　　C. 细菌感染
    D. 高血糖　　　　　　E. 血酮体增高

58. 心电监护放置电极片时,应**避开**的部位是
    A. 伤口　　　　　　　B. 瘢痕　　　　　　　C. 中心静脉插管
    D. 起搏器　　　　　　E. 电除颤时电极板放置的位置

59. 下列对血氧饱和度监测效果有影响的是
    A. 休克　　　　　　　B. 体温过低　　　　　C. 贫血
    D. 情绪　　　　　　　E. 指甲过长

60. 血氧饱和度监测评估和观察要点以下正确的是
    A. 病人目前意识状态　B. 吸氧浓度　　　　　C. 自理能力及合作程度
    D. 病人指(趾)端循环　E. 周围环境光照情况

61. 下列属于低血糖反应的表现是
    A. 饥饿感　　　　　　B. 高热　　　　　　　C. 软弱、出汗
    D. 心悸　　　　　　　E. 面色苍白

62. 常规心电监护监测的项目有
    A. 心电图监测　　　　B. 血氧饱和度监测　　C. 血压监测
    D. 中心静脉压　　　　E. 呼吸监测

63. 1型糖尿病的临床特点有
    A. 发病与遗传、环境因素及免疫机制有关
    B. 多见于青少年
    C. 起病急,病情重

D. 血浆胰岛素水平明显低于正常人

E. 有自发性酮症倾向

64. 2 型糖尿病的临床特点有

A. 较 1 型有更强的遗传性和环境因素　　B. 起病多在 40 岁以后

C. 起病急,病情较重　　D. 无诱因,一般不宜发生酮症

E. 血浆胰岛素水平可明显高于正常人群

65. 静脉注射要点陈述正确的是

A. 选择细小静脉　　B. 注射部位常规消毒

C. 进针角度 30°~40°　　D. 确认回血无渗漏后推药

E. 严格控制注射速度

(许志娟)

选择题参考答案

1. B	2. D	3. C	4. C	5. A	6. C	7. B	8. B	9. C	10. B
11. B	12. D	13. D	14. A	15. C	16. A	17. D	18. E	19. E	20. A
21. C	22. B	23. A	24. C	25. A	26. B	27. C	28. E	29. E	30. C
31. A	32. C	33. E	34. B	35. E	36. A	37. C	38. E	39. B	40. C
41. A	42. D	43. B	44. E	45. A	46. E	47. E	48. C	49. C	50. B
51. D	52. A	53. E	54. A	55. B	56. ABDE		57. ABCD		58. ABCDE
59. ABCE		60. ABCDE		61. ACDE		62. ABCE		63. ABCDE		64. ABDE

65. BDE

项目七　急、危重症病人的抢救配合

【学习指导】

一、学习小结

本项目是急、危重症病人的抢救配合,主要训练急、危重症病人病情变化时进行的紧急救护、现场复苏、改善通气、气道管理、建立静脉通道等一系列抢救护理工作,抢救过程中涉及有机磷农药中毒的救护措施、心室颤动及心跳骤停处理、氧气吸入与清理呼吸道、气管切开护理、建立长期静脉通路和输液速度监控。

本项目中涉及的主要护理实践技能包括:

1. 洗胃技术
2. 电击除颤技术
3. 心肺复苏术
4. 简易呼吸气囊的使用
5. 氧气吸入
6. 经口鼻吸痰
7. 气管切开护理
8. 静脉留置针输液
9. 输液泵的使用

二、重点、难点解析

急、危重症病人的抢救护理过程中虽然可能涉及以上操作技能,重点是要具体案例具体分析,将操作技能与案例的需要结合起来,做到迅速评估、正确判断、果断实施,对病人进行及时有效的抢救护理。

本项目中的案例描述的是一位急性有机磷农药中毒的病人收住急诊科后进行洗胃时发生病情变化施以抢救配合以及转入 ICU 进一步治疗护理的场景。在洗胃过程中病人突然出现抽搐,颜面部发绀,血压测不到,呼吸停止,颈动脉搏动消失,心室颤动,随之心搏骤停,护士立即配合医生为病人实施心脏除颤和心肺复苏;经抢救病人心跳、呼吸恢复,但仍处于昏迷状态,格拉斯哥昏迷评分(GCS)6 分,SaO_2 82%,于是转入 ICU 进一步治疗,护士给予改善通气的措施:中流量吸氧,经口鼻吸痰;病人在 ICU 第 2 天,SaO_2无明显升高、呼吸急促,气道分泌物黏稠、量多,遂请麻醉师为病人行气管切开术,护士为病人进行气管切开护理;病人收住 ICU 后,一直处于持续昏迷状态需要长期维持输液治疗,护士为病人采用静脉留置针输液,并使用输液泵控制滴注速度。

本项目的难点,一是要学会运用护理程序对病人进行护理评估,根据案例找出病人存在的护理问题,做出明确的护理诊断,根据护理问题,确定相应的护理目标,同时围绕护理目标制定相应的护理措施,以确保达到护理目标;二是确定在实施护理措施的过程中需要用到哪些护理技能,并熟练运用护理技能配合护理目标的实现。

【护考训练】

一、案例分析题

王某,男,31 岁。半月前因自服农药被家人送至医院急诊科救治,当时神志不清,躁动,口内有大蒜味,双侧瞳孔直径约 2.5mm,对光反射迟钝,初步诊断:急性有机磷农药中毒。

问题:

1. 支持有机磷农药中毒诊断的主要特征是什么?

2. 如果是有机磷农药中毒,给病人同时用碘解磷定与阿托品两种解毒药,应注意什么问题? 为什么?

病人入院后查体:T 36.7℃,P 112 次/分,R 25 次/分,BP 120/60mmHg,SaO$_2$82%,神志不清,GCS6 分,呼吸急促,呼之不应,查体不合作。

问题:

3. 病人不正常的生命体征是什么? 正常值是多少?

4. SaO$_2$ 正常范围是多少? 什么是格拉斯哥昏迷评分(GCS)?

病人头颅五官端正,瞳孔等圆等大,双侧瞳孔散大,直径约 4.5mm,对光反射消失,胸廓对称无畸形,双肺呼吸音粗,叩诊清音,听诊可闻及痰鸣音及湿啰音,心律齐,未闻及病理性杂音。

问题:

5. 根据以上描述的病情进展情况,可以为病人做出哪些护理诊断?

6. 支持各项护理诊断的依据是什么?

7. 最应排在首位的护理诊断是哪个?

8. 针对这些护理诊断,制定哪些护理措施较合适?

9. 如果病人需作气管切开,有哪些具体护理措施?

二、单项选择题

(一) A1 型题

1. 急性有机磷中毒的病人,医嘱给予阿托品静脉注射,在给药后病人最可能出现
   A. 出汗增多
   B. 血压下降
   C. 心率减慢
   D. 口干
   E. 呼吸加快

2. 有机磷农药中毒病人的主要死因是
   A. 心力衰竭
   B. 呼吸衰竭
   C. 肾衰竭
   D. 肝衰竭
   E. DIC

3. 判断心跳骤停最重要的依据是
   A. 突然昏迷、大动脉搏动消失
   B. 瞳孔散大、对光反射消失
   C. 没有呼吸运动
   D. 血压测不到
   E. 面色发灰、口唇发绀

4. 现场心肺复苏操作首要步骤是
  A. 心前区叩击
  B. 心脏按压
  C. 口对口人工呼吸
  D. 按额托颈,保持呼吸道通畅
  E. 心内注射

5. 两人协同对心跳骤停的病人进行心肺复苏时,人工呼吸与心脏按压的比例应为
  A. 2:5
  B. 2:15
  C. 1:15
  D. 1:3
  E. 2:30

6. 下述吸氧方法正确的是
  A. 氧气装置应至少距火炉1m,距暖气5m
  B. 氧气表及螺旋口上应涂润滑油
  C. 吸氧时先插入鼻导管再调节氧流量
  D. 停氧时先拔出鼻导管再关闭氧气开关
  E. 持续吸氧者,每周更换鼻导管2次

7. 对氧气湿化瓶的处理**不妥**的是
  A. 装入无菌蒸馏水
  B. 瓶内水量为2/3满
  C. 通气管浸入液面下
  D. 氧气雾化吸入时瓶内不放水
  E. 湿化瓶定时更换

8. 吸氧浓度为33%,每分钟氧流量为
  A. 1L
  B. 2L
  C. 3L
  D. 4L
  E. 5L

9. 每次吸痰的时间**不应超过**
  A. 5秒
  B. 10秒
  C. 15秒
  D. 20秒
  E. 25秒

10. 吸痰时治疗盘内用物更换的时间为
  A. 每次吸痰后
  B. 每日1~2次
  C. 每日1次
  D. 每周1次
  E. 每周2次

11. 使用电动吸引器吸痰时,储液瓶内的吸出液应及时倾倒,**不应超过**瓶的
  A. 3/4
  B. 2/3
  C. 1/2
  D. 1/4
  E. 1/5

12. 心肺复苏基础生命支持的内容包括
  A. 保持呼吸道通畅、恢复循环、脑复苏
  B. 人工呼吸、恢复循环、药物治疗
  C. 开放气道、人工呼吸、恢复循环
  D. 保持气道通畅、人工呼吸、电除颤
  E. 开放气道、恢复循环、药物治疗

13. 电击除颤的工作模式包括
  A. 同步
  B. 非同步
  C. 同步和非同步
  D. 先同步后非同步
  E. 先非同步后同步

14. 关于电击除颤说法**错误**的是
  A. 两电极片距离 >15cm
  B. 放电前有人接触病人也无妨

C. 注意擦干皮肤 D. 电极板位置正确

E. 电极板贴紧皮肤

15. 电击除颤时电极板分别置于

A. 胸骨左缘第二肋间及心尖区 B. 胸骨左缘第二肋间及心底区

C. 胸骨右缘第二肋间及心底区 D. 胸骨右缘第二肋间及心尖区

E. 胸骨右缘第四肋间及心尖区

16. 静脉留置针透明敷料的标记内容**不包括**

A. 导管的种类 B. 导管的规格和长度 C. 留置导管的日期和时间

D. 敷料固定的时间 E. 更换敷料的护士签名

17. 心室颤动最有效的治疗方法是

A. 静推利多卡因 B. 心前区锤击 1～2 次 C. 心电监护

D. 电击除颤 E. 胸外心脏按压

18. 电除颤时,包裹电极板的用物是

A. 干脱脂棉 B. 干纱布 C. 蒸馏水纱布

D. 盐水纱布 E. 凡士林纱布

19. 关于口对口人工呼吸,以下**错误**的是

A. 术者深吸一口气后,双唇紧贴病人口部,吹气,以使胸廓抬起

B. 吹气时,应捏紧病人鼻孔,防止气体从鼻孔逸出

C. 吹气时间宜长,以占 1 次呼吸周期的 2/3 为宜

D. 吹气毕,术者头稍抬起并侧转换气,同时松开捏鼻孔的手,让病人的胸廓及肺依靠其弹性自动回缩,排出肺内的二氧化碳,并注意观察病人胸廓起伏

E. 若病人尚有微弱呼吸,人工呼吸应与病人的自主呼吸同步进行

（二）**A2 型题**

20. 王某,男,31 岁。不明原因口服有机磷农药后,被家人送往医院,给予碘解磷定、阿托品等药物治疗。评估其阿托品化指标**不包括**的是

A. 瞳孔较前扩大 B. 皮肤干燥 C. 心率减慢

D. 颜面潮红 E. 肺部啰音减少

21. 王某,男,31 岁。在洗胃过程中病人突然出现抽搐,颜面部发绀,血压测不到,呼吸停止,颈动脉搏动消失,发生心室颤动,随之心跳骤停,护士立即配合医生为病人实施心肺复苏,胸外心脏按压操作中**错误**的是

A. 病人仰卧在硬板上 B. 按压部位为胸骨中下 1/3 交界处

C. 按压力度使胸骨下陷至少 5cm D. 按压频率至少 100 次/分

E. 下压和放松时间为 1:2

22. 王某,男,31 岁。在洗胃过程中病人突然出现抽搐,颜面部发绀,血压测不到,呼吸停止,颈动脉搏动消失,发生心室颤动,随之心跳骤停,护士立即配合医生为病人实施心肺复苏。下面叙述正确的是

A. 尽管有心室颤动,必须经药物治疗证实无效后才能施行电除颤

B. 除了心室颤动,其他类型的心跳骤停均使用利多卡因

C. 在心肺复苏期间常规使用碳酸氢钠

D. 在心肺复苏期间常规使用钙剂

E. 电击除颤可以重复使用

23. 王某，男，31 岁。在洗胃过程中病人突然出现抽搐，颜面部发绀，血压测不到，呼吸停止，颈动脉搏动消失，发生心室颤动，随之心跳骤停，护士立即配合医生为病人实施心肺复苏，病人颈部无损伤，开放气道正确的操作是

 A. 仰头抬颈法   B. 推举下颌法   C. 仰头举颌法

 D. 仰头举颏法   E. 后仰法

24. 王某，男，31 岁。收住 ICU，转科后查体：T 36.7℃，P 112 次/分，R 25 次/分，BP 120/60mmHg，SpO_2 82%，给氧流量是

 A. 高流量给氧   B. 中流量给氧   C. 低流量给氧

 D. 加压给氧   E. 乙醇湿化给氧

25. 王某，男，31 岁。收住 ICU，神志不清，GCS 6 分，听诊双肺呼吸音粗，可闻及痰鸣音及湿啰音。护士立即用电动吸引器为病人给予吸痰，**错误**的是

 A. 成人吸痰负压为 40.0～53.3kPa

 B. 插管时，应反折吸痰管末端

 C. 先吸气管内分泌物，再吸口腔内分泌物

 D. 导管退出后，应用生理盐水抽吸冲洗

 E. 吸痰前，先用生理盐水试吸

26. 王某，男，31 岁。收住 ICU 后，处于持续昏迷、缺氧状态。医生根据病情开出长期医嘱：5% 葡萄糖 250ml + 神经节苷脂 0.4g/ivgtt qd；5% 葡萄糖 250ml + 维生素 C 3.0 + 维生素 B_6 0.2 +10% 氯化钾 5ml/ivgtt qd；护士为病人采用静脉留置针输液，留置时间为

 A. 1～2 天   B. 2～3 天   C. 3～5 天

 D. 5～7 天   E. 7～8 天

27. 王某，男，31 岁。洗胃液灌洗至 3000ml 左右时病人突然抽搐，颜面部发绀，血压测不到，呼吸停止，颈动脉搏动消失，心电图示：心室颤动。立即给予电击除颤，采用非同步电复律单向电流除颤能量为

 A. 340J   B. 350J   C. 360J

 D. 370J   E. 380J

28. 王某，男，31 岁。洗胃液灌洗至 3000ml 左右时病人突然抽搐，颜面部发绀，血压测不到，呼吸停止，颈动脉搏动消失，心电图示：心室颤动。立即给予电击除颤，采用非同步电复律双向电流除颤能量为

 A. 200J   B. 210J   C. 220J

 D. 230J   E. 240J

29. 王某，男，31 岁。发生心跳骤停，护士立即配合医生为病人实施心肺复苏，判断复苏有效指标下列**不正确**的是

 A. 瞳孔放大   B. 可扪及大动脉搏动

 C. 皮肤黏膜颜色红润   D. 收缩压在 60mmHg 以上

 E. 病人意识逐渐恢复

（三）**A3/A4 型题**

（30～33 题共用题干）

王某，男，31 岁，自服农药，被家人发现后送至医院急诊科。神志不清，躁动，口内有大

蒜味,双侧瞳孔直径约 2.5mm,对光反射迟钝,初步诊断:急性有机磷农药中毒。医嘱:洗胃 st。

30. 支持急性有机磷农药中毒诊断的主要表现是
    A. 神志不清　　　　　　　B. 口内有大蒜味　　　　　C. 双侧瞳孔直径约 2.5mm
    D. 对光反射迟钝　　　　　E. 躁动

31. 洗胃时胃管插入的长度是
    A. 30 ~ 40cm　　　　　　B. 35 ~ 45cm　　　　　　C. 40 ~ 50cm
    D. 45 ~ 55cm　　　　　　E. 55 ~ 60cm

32. 洗胃时每次灌入的溶液量为
    A. 100 ~ 200ml　　　　　B. 200 ~ 300ml　　　　　C. 300 ~ 500ml
    D. 400 ~ 600ml　　　　　E. 500 ~ 800ml

33. 在不知何种有机磷农药的情况下,选择的洗胃液是
    A. 0.9% 氯化钠溶液　　　B. 碳酸氢钠溶液　　　　　C. 高锰酸钾溶液
    D. 冷开水　　　　　　　　E. 硫酸铜溶液

(34 ~ 37 题共用题干)

王某,男,31 岁,收住 ICU。查体:T 36.7℃,P 112 次/分,R 25 次/分,BP 120/60mmHg,SaO_2 82%,神志不清,GCS 6 分,听诊双肺呼吸音粗,可闻及痰鸣音及湿啰音。

34. 此病人护理诊断中排在首位的应是
    A. 气体交换受损　　　　　B. 清理呼吸道无效　　　　C. 有体液不足的危险
    D. 睡眠形态紊乱　　　　　E. 有受伤的危险

35. 针对此病人,护理措施**不正确**的是
    A. 给予氧气吸入、雾化吸入,定时翻身、拍背和体位引流排痰,随时给予经口鼻吸痰,必要时行气管切开术
    B. 协助病人取半坐卧位,暂时禁食
    C. 观察神志、瞳孔、呼吸困难及肺部啰音的变化;监测动脉血气分析结果、血氧饱和度变化
    D. 随时警惕和防止阿托品过量引发阿托品中毒
    E. 做好心理疏导,取得其信任,同时要加强防护,以防再次自杀

36. 对此病人进行气管切开护理时吸痰操作**不正确**的是
    A. 操作前先检查吸引器性能　　　　　B. 调节负压至 40.0 ~ 53.3kPa
    C. 痰液黏稠可叩拍胸背部　　　　　　D. 可连续吸引 1 分钟
    E. 治疗盘内吸痰用物每天更换 1 ~ 2 次

37. 如果此病人痰液黏稠,可采取的措施**不包括**
    A. 协助病人变换体位　　　B. 配合叩击　　　　　　　C. 使用超声雾化吸入
    D. 滴入化痰药物　　　　　E. 增加负压

(38 ~ 41 题共用题干)

王某,男,31 岁,在洗胃过程中病人突然出现抽搐,颜面部发绀,血压测不到,呼吸停止,颈动脉搏动消失,发生心室颤动,随之心跳骤停,护士立即配合医生为病人实施心肺复苏术。

38. 为其做胸外心脏按压时,按压部位及抢救者双手的摆放要求是

A. 心前区,双手垂直叠放　　　　　　　B. 胸骨左缘两横指,双手平行叠放

C. 胸骨左缘两横指,双手垂直叠放　　　D. 两肋弓交点上两横指,双手平行叠放

E. 两肋弓交点上两横指,双手垂直叠放

39. 心脏按压时按压频率是

A. 40～60 次/分　　　　B. 60～80 次/分　　　　C. 80～100 次/分

D. 100～120 次/分　　　E. 120～140 次/分

40. 心脏按压时下压胸骨的深度是

A. 3cm　　　　　　　　B. 5cm　　　　　　　　C. 6cm

D. 7cm　　　　　　　　E. 8cm

41. 判断心脏按压是否有效的主要方法是

A. 测血压　　　　　　　　　　　B. 呼吸性碱中毒病人看其是否清醒

C. 触及桡动脉搏动　　　　　　　D. 触及颈动脉搏动

E. 胸部起伏

(42～45 题共用题干)

王某,男,31 岁,洗胃过程中突然出现抽搐,颜面部发绀,血压测不到,呼吸停止,颈动脉搏动消失,施以心肺复苏时使用简易呼吸器。

42. 护士判断及评价呼吸的时间**不得超过**

A. 5 秒　　　　　　　　B. 6 秒　　　　　　　　C. 8 秒

D. 10 秒　　　　　　　 E. 15 秒

43. 护士使用简易呼吸器正确的做法是

A. 协助病人去枕仰卧,固定活动义齿

B. 护士站在病人头侧,使病人头尽量前倾,开放气道

C. 有规律地挤压、放松呼吸气囊,8～12 次/分

D. 每次挤压 350ml 气体

E. 有自主呼吸时应该在吸气时挤压气囊

44. 挤压一次入肺的空气量约为

A. 200～300ml　　　　 B. 300～400ml　　　　 C. 400～600ml

D. 500～1000ml　　　　E. 1000～1500ml

45. 挤压与放松呼吸气囊的频率是

A. 6～8 次/分　　　　　B. 8～10 次/分　　　　 C. 10～12 次/分

D. 12～16 次/分　　　　E. 16～20 次/分

三、多项选择题

46. 病人电击除颤后应重点观察的内容是

A. 电击处皮肤颜色　　　B. 体温　　　　　　　　C. 脉搏

D. 呼吸　　　　　　　　E. 血压

47. 静脉留置针输液适用于

A. 大量输液的病人　　　B. 抢救病人　　　　　　C. 长期输液病人

D. 化疗用药　　　　　　E. 门诊病人

48. 实施静脉留置针输液时,应选择的穿刺静脉是

A. 粗、直的血管　　　　B. 弹性好的血管　　　　C. 有瘢痕的血管

D. 避开关节部位的血管　　E. 下肢静脉

49. 实施静脉留置针输液时应注意

A. 皮肤消毒范围大于 8cm×10cm　　　　B. 尽量避免更换固定敷料

C. 进针速度不能太快　　　　D. 确保套管入血管内

E. 不需要更换留置针

50. 气管切开术后病人的护理要点是

A. 保持内套管通畅　　　　B. 保持室内温度和湿度

C. 防止外套管阻塞或脱出　　　　D. 保持伤口清洁

E. 拔管前先堵 1~2 昼夜

（肖继红）

选择题参考答案

1. D	2. B	3. A	4. B	5. E	6. D	7. B	8. C	9. C	10. B
11. B	12. C	13. C	14. B	15. D	16. D	17. D	18. D	19. C	20. C
21. E	22. E	23. D	24. C	25. C	26. C	27. C	28. A	29. A	30. B
31. E	32. C	33. A	34. A	35. B	36. D	37. E	38. D	39. D	40. B
41. D	42. D	43. E	44. C	45. E	46. ACDE	47. ABCD	48. ABD		
49. ACD	50. ABCDE								

项目八　孕、产妇护理

【学习指导】

一、学习小结

本项目是孕、产妇的护理,主要训练在女性产前、产中、产后各个阶段中及产后出现生殖系统炎症时护士需给予的护理工作。产前护理涉及母婴安全情况、妊娠能否顺利进行及孕妇能否正常分娩等内容的护理,如孕妇身心护理、胎儿宫内情况监测的护理;分娩过程中的护理涉及产程中产妇身心状况、产程进展情况及新生儿的护理;产后护理主要是产褥期妇女的护理;妇科护理主要是产后发生生殖系统炎症时的护理。

本项目中涉及的主要护理实践技能包括:

1. 四步触诊
2. 骨盆外测量
3. 胎心监测
4. 会阴擦洗消毒、铺产台、接产、新生儿断脐
5. 外阴擦洗
6. 外阴、阴道冲洗
7. 阴道、宫颈上药

二、重点、难点解析

孕、产妇在各个阶段的护理过程中虽然可能涉及以上操作技能,重点是要根据具体案例具体分析,将操作技能与案例的需要结合起来,做到恰如其分,满足孕、产妇在各个阶段的护理需要。

本项目中的案例描述的是一位孕妇因腹部疼痛入院到产后 57 天因炎症就诊的场景。入院时孕妇腹痛 3 小时,胎膜未破、生命体征平稳,为分析影响分娩的各个因素、选择分娩方式,病房护士按照医嘱对孕妇进行四步触诊、骨盆外测量等操作;分娩过程中为保证正常分娩的顺利进行,遵循护理原则,严格无菌操作,根据分娩机转协助胎儿娩出,期间应注意满足该女性的心理需要,必要时给予心理安慰;产后 5 天出院进行卫生宣教时,注意告知清洁外阴的方法及复查时间;产后第 3 个月时发现生殖系统感染的表现,应积极配合医生抗感染,并进行相应的妇科护理。

本项目的难点,一是四步触诊、骨盆外测量等操作的操作步骤及注意事项;二是实施过程中对孕、产妇体现的人文关怀,也是保证孕、产妇在怀孕-分娩-产后的全过程中心理健康的

关键,心理护理做得好,对母亲角色的建立、避免产后抑郁情绪转变为产后抑郁症,均有正性作用。

【护考训练】

一、案例分析题

张某,女,28 岁。因停经 39 周,规律宫缩 3 小时就诊,以"宫内孕 39 周,G_1P_0,临产"收住产科。查体:T 36.5℃,P 82 次/分,R 21 次/分,BP 110/70mmHg。产妇发育正常,身高160cm,体重 60kg,心肺无异常。产科检查示:宫底剑突下 3 横指,胎位 LOA,宫缩 10 ~ 15 秒/7 ~ 8 分钟,胎心 145 次/分,骨盆内、外测量各径线值正常。肛查示:先露头,S^{-2},宫颈长约1.5cm,容受三指尖,胎膜未破。估计胎儿 3500g。B 超检查未提示异常。入院后产妇精神紧张,反复追问医护人员能否顺产,诉疼痛难忍,哭闹。

问题:

1. 临产的判断标准是什么?

2. 规律宫缩有哪些特征?

3. 正常胎位有几种?分别是什么?英文简写是什么?

4. 说出胎产式、胎先露、胎方位的定义。

5. 心理护理的主要内容是什么?

6. 孕妇此时主要的护理诊断是什么?

产妇 3:10 入院,入院后产程进展顺利,11:10 破膜,羊水清,11:30 宫口开全,于 12:00顺娩一活女婴,Apgar 评分 1-5-10 分钟均为 10 分,12:10 胎盘娩出,胎盘胎膜剥离完整,子宫收缩良好,宫底位于脐下一横指,阴道流血量约 200ml,产房观察 2 小时无异常,送至母婴病房。

问题:

7. 正常分娩时三个产程是如何划分的?三个产程分别经历多长时间(初产妇)?

8. 如何对新生儿进行 Apgar 评分?

9. 产后 2 小时应注意观察什么?

产后 5 天出院。产后 42 天回院随诊,常规全身及妇科检查,未见异常。

问题:

10. 什么是产褥期?经历多长时间?

11. 产褥期注意事项有哪些?

产后 57 天,自觉外阴奇痒、灼痛,分泌物增多来院就诊。妇科检查示:外阴红肿,阴道黏膜潮红,有斑块状白带附着于阴道壁,棉签不易拭去,宫颈轻度糜烂。白带常规显示:假丝酵母菌阳性。确诊为"阴道假丝酵母菌病,轻度宫颈糜烂"。给予氟康唑 150mg 顿服,阴道冲洗上药,1 天 1 次,连续 7 天。

问题:

12. 常见的阴道炎有哪些?典型白带的特征分别是什么?

13. 如何区别滴虫性阴道炎、阴道假丝酵母菌病、萎缩性阴道炎(请从病原体、典型白带特点、治疗药物三方面进行区别)?

二、单项选择题

（一）A1 型题

1. 护士面向孕妇头部,双手置于子宫底部,双手指腹交替轻推,是四步触诊操作中的
   A. 第五步 B. 第四步 C. 第三步
   D. 第二步 E. 第一步

2. 护士面向孕妇头部,两手置于子宫两侧,一手固定,另一手深按,两手交替进行,是四步触诊操作中的
   A. 第五步 B. 第四步 C. 第三步
   D. 第二步 E. 第一步

3. 护士面对病人足部,两手分别插入先露部两侧,向骨盆入口深按,再次核对先露部的诊断是否正确,是四步触诊操作中的
   A. 第五步 B. 第四步 C. 第三步
   D. 第二步 E. 第一步

4. 护士面向孕妇头部,右手拇指与其余四指分开,置于耻骨联合上方,握住先露部,进行进一步检查,是四步触诊操作中的
   A. 第五步 B. 第四步 C. 第三步
   D. 第二步 E. 第一步

5. 四步触诊中第三步的操作目的是
   A. 确定子宫底高度,估计宫底高度与孕周是否相符
   B. 分辨宫底处是胎体的哪一部分
   C. 分辨胎背及胎儿四肢各在母体腹壁的哪一侧
   D. 确定先露部入盆程度
   E. 检查胎先露是胎头还是胎臀,是否衔接

6. 四步触诊的判断标准**不正确**的是
   A. 圆而硬、有浮球感的为胎头 B. 宽而软、不规则的为胎臀
   C. 平坦饱满者为胎背 D. 高低不平、有结节者为胎儿肢体
   E. 先露高浮,表示已衔接

7. 髂嵴间径的正常值是
   A. 23～26cm B. 25～28 cm C. 18～20cm
   D. 8.5～9.5cm E. 9～10cm

8. 髂棘间径的正常值是
   A. 23～26cm B. 25～28cm C. 18～20cm
   D. 8.5～9.5cm E. 9～10cm

9. 骶耻外径的正常值是
   A. 23～26cm B. 25～28cm C. 18～20cm
   D. 8.5～9.5cm E. 9～10cm

10. 坐骨结节间径的正常值是
    A. 23～26cm B. 25～28cm C. 18～20cm
    D. 8.5～9.5cm E. 9～10cm

11. 测量髂嵴间径时骨盆测量仪应该放置的位置是
    A. 两侧髂嵴外侧缘
    B. 两侧髂前上棘外侧缘
    C. 耻骨联合上缘中点和第五腰椎棘突下
    D. 两侧坐骨结节内侧缘
    E. 两侧耻骨弓外侧缘

12. 测量髂棘间径时骨盆测量仪应该放置的位置是
    A. 两侧髂嵴外侧缘   B. 两侧髂前上棘外侧缘
    C. 耻骨联合上缘中点和第五腰椎棘突下   D. 两侧坐骨结节内侧缘
    E. 两侧耻骨弓外侧缘

13. 测量骶耻外径时骨盆测量仪应该放置的位置是
    A. 两侧髂嵴外侧缘   B. 两侧髂前上棘外侧缘
    C. 耻骨联合上缘中点和第五腰椎棘突下   D. 两侧坐骨结节内侧缘
    E. 两侧耻骨弓外侧缘

14. 测量坐骨结节间径时骨盆测量仪应该放置的位置是
    A. 两侧髂嵴外侧缘   B. 两侧髂前上棘外侧缘
    C. 耻骨联合上缘中点和第五腰椎棘突下   D. 两侧坐骨结节内侧缘
    E. 两侧耻骨弓外侧缘

15. 胎心率的正常值是
    A. 110～160 次/分   B. 120～160 次/分   C. 100～140 次/分
    D. 110～140 次/分   E. 120～140 次/分

16. 胎心监测时听诊部位正确的是
    A. 母体脐周、胎背侧   B. 母体脐周、胎肢侧   C. 母体右上腹
    D. 母体右下腹   E. 母体左上腹

17. 外阴消毒顺序正确的是
    A. 大阴唇→小阴唇→阴阜→大腿内侧上 1/3（由内向外）→会阴→肛周→肛门
    B. 大阴唇→小阴唇→阴阜→会阴→大腿内侧上 1/3（由内向外）→肛周→肛门
    C. 大阴唇→小阴唇→阴阜→大腿内侧上 1/3（由内向外）→肛周→会阴→肛门
    D. 大阴唇→小阴唇→阴阜→大腿内侧上 1/3（由内向外）→会阴→肛门→肛周
    E. 小阴唇→大阴唇→阴阜→大腿内侧上 1/3（由内向外）→会阴→肛周→肛门

18. 产床铺单原则是
    A. 从远到近,由内向外   B. 从近到远,由内向外
    C. 从近到远,由外向内   D. 从远到近,由外向内
    E. 从近到远,由上向下

19. 第 1 次外阴擦洗的原则是
    A. 由上向下,由内向外   B. 由下向上,由内向外
    C. 由上向下,由外向内   D. 由下向上,由外向内
    E. 由左向右,由外向内

20. 第 2 次外阴擦洗的原则是
    A. 由上向下,由内向外   B. 由下向上,由内向外

C. 由上向下,由外向内　　　　　　　D. 由下向上,由外向内

E. 由左向右,由外向内

21. 有关外阴擦洗**不正确**的说法是

A. 严格查对制度　　　　　　　　　　B. 严格无菌操作

C. 保护病人隐私　　　　　　　　　　D. 做好解释与沟通工作,注意保暖

E. 进行第 2 次擦洗时范围应超过第 1 次的范围

22. 有关外阴、阴道冲洗**不正确**的说法是

A. 严格查对制度　　　　　　　　　　B. 严格无菌操作

C. 保护病人隐私　　　　　　　　　　D. 冲洗头不能插入阴道过深

E. 操作过程中病人需抬高臀部

(二) A2 型题

23. 李女士,25 岁。G_1P_0,妊娠 26 周,来医院进行常规产前检查,以下说法**不正确**的是

A. 第一次产前检查是在确定怀孕后　　B. 妊娠 20 周开始每 4 周一次

C. 妊娠 20 周开始每周一次　　　　　D. 妊娠 36 周开始每周一次

E. 注意保护孕妇隐私

24. 李女士,26 岁。初产妇,进入第二产程后疼痛难忍,大汗淋漓,护士首先应该做的是

A. 监测生命体征　　　B. 引导产妇多说话　　　C. 询问产妇疼痛程度

D. 为产妇擦汗,多鼓励　　　E. 遵医嘱药物止痛

25. 李女士,产后 5 天,因会阴轻度水肿、恶露异常,按医嘱使用 0.02% 聚维酮碘溶液擦洗外阴,下列说法正确的是

A. 操作时病人应采取右侧卧位

B. 如果护士为男性可独自操作

C. 第 1 次擦洗顺序是阴阜→大腿内侧上 1/3(由外向内)→大阴唇→小阴唇→会阴→肛周→肛门

D. 第 1 次擦洗顺序为大阴唇→小阴唇→阴阜→大腿内侧上 1/3(由内向外)→会阴→肛周→肛门

E. 第 2 次擦洗顺序是阴阜→大腿内侧上 1/3(由外向内)→大阴唇→小阴唇→会阴→肛周→肛门

(三) A3/A4 型题

(26 ~ 30 题共用题干)

李女士,27 岁,妊娠 39 周。因规律腹痛来我院就诊,产科检查示:宫底剑突下 2 横指,胎位 LOA,宫缩 10 ~ 14 秒/7 ~ 9 分钟,胎心 145 次/分,骨盆内、外测量各径线值正常。肛查示:先露头,S^{-2},宫颈长约 1.5cm,容受两指尖,胎膜未破。以"足月妊娠,临产"收入院。入院后产妇精神紧张,反复追问医护人员能否顺产,诉疼痛难忍,哭闹。

26. 支持临产诊断的主要特征**不正确**的是

A. 规律的宫缩　　　　B. 宫颈管消失　　　　C. 宫口扩张

D. 服止痛药无缓解　　　E. 胎先露下降

27. 产妇能否顺产,决定因素**不包括**

A. 体温   B. 产力   C. 产道

D. 胎儿   E. 产妇心理状况

28. 从辅助检查结果来看,支持李女士"疼痛"的护理诊断依据是

  A. 宫缩 10 ~ 14 秒/7 ~ 9 分钟   B. 宫底剑突下 2 横指

  C. 胎位 LOA   D. 胎心 145 次/分

  E. 骨盆内、外测量各径线值正常

29. 下列护理诊断中排在首位的应是

  A. 焦虑 与缺乏分娩经验有关

  B. 体温升高 与精神紧张有关

  C. 有体液不足的危险 与不规律进食有关

  D. 疼痛 与逐渐增强的宫缩有关

  E. 潜在并发症:感染性休克

30. 针对李女士,护理措施**不正确**的是

  A. 入院后尽快给予解痉止痛药   B. 入院后协助病人取舒适体位

  C. 做好产前检查的准备   D. 监测胎儿宫内情况

  E. 耐心倾听,给予心理支持

(31 ~ 35 题共用题干)

  张女士,初产妇,26 岁。足月妊娠临产,入院后产程进展顺利,顺娩一活女婴,Apgar 评分 1-5-10 分钟均为 10 分,胎盘胎膜剥离完整,子宫收缩良好,宫底位于脐下一横指,阴道流血量约 200ml,产房观察 2 小时无异常,送至母婴病房。

31. 支持产程进展顺利的主要特征**不包括**

  A. 第一产程经历 11 ~ 12 个小时 B. 第二产程经历 1 ~ 2 个小时

  C. 第三产程经历 20 分钟   D. 宫底位于脐下一横指

  E. 第一产程末胎膜破裂

32. 新生儿 Apgar 评分 1-5-10 分钟均为 10 分。Apgar 评分**不包括**的评分项目是

  A. 体温   B. 心率   C. 皮肤颜色

  D. 喉反射   E. 肌张力

33. 下列护理诊断中排在首位的应是

  A. 疼痛 与逐渐增强的宫缩有关

  B. 体温升高 与精神紧张有关

  C. 有体液不足的危险 与不规律进食有关

  D. 焦虑 与缺乏分娩经验有关

  E. 潜在并发症:感染性休克

34. 针对分娩过程中母婴情况,护理措施**不正确**的是

  A. 利用右手大鱼际顶住会阴部   B. 宫缩时向上内方托压

  C. 清理新生儿呼吸道   D. 在宫缩间歇期应放松保护会阴的手

  E. 胎膜剥离征象出现后协助胎盘娩出

35. 该女婴娩出后,护士首先应进行的护理措施是

  A. 保暖   B. 监测生命体征   C. 清理新生儿呼吸道

  D. 断脐   E. 进行 Apgar 评分

(36~41 题共用题干)

许女士,26 岁,G₁P₁。足月妊娠临产,入院后产程进展顺利,顺娩一活女婴,产房观察 2 小时无异常,送至母婴病房。产后 3 天出院,阴道分泌物较多。产后 42 天回院随诊,常规检查,未见异常。

36. 产后常规检查的时间是
    A. 产后 3 周   B. 产后 4 周   C. 产后 5 周
    D. 产后 6 周   E. 产后 7 周

37. 随诊时产妇阴道分泌物转为白色诊为正常现象,关于恶露的说法**不正确**的是
    A. 产后 3 天的恶露为白色恶露   B. 恶露持续 4~6 周
    C. 产后 9 天恶露颜色变淡   D. 正常量为 250~500ml
    E. 恶露分为三个阶段

38. 该产妇产后 4 天时阴道分泌物量多,色鲜红,含有大量血液,还有小血块及坏死的蜕膜组织。属于
    A. 白色恶露   B. 血性恶露   C. 浆液性恶露
    D. 正常阴道分泌物   E. 阴道流血

39. 支持该产妇"有感染的危险"的护理诊断的依据首选
    A. 宫口未闭,阴道分泌物较多   B. 红细胞及白细胞的量
    C. B 超检查结果   D. 宫底下降程度
    E. 监测生命体征时体温较高

40. 下列护理诊断中排在首位的应是
    A. 疼痛   与逐渐增强的宫缩有关
    B. 体温升高   与精神紧张有关
    C. 有感染的危险   与阴道分泌物较多有关
    D. 焦虑   与缺乏分娩经验有关
    E. 潜在并发症:失血性休克

41. 针对此产妇,产后健康宣教内容**不正确**的是
    A. 勿关注阴道分泌物的变化   B. 产褥期每天清洗外阴 2 次
    C. 监测生命体征   D. 产后坚持淋浴勿盆浴
    E. 产后注意避孕

(42~46 题共用题干)

张女士,26 岁,G₁P₁。产后 60 天,病人主诉近日白带增多,有异味,呈块状或豆腐渣样,同时伴有外阴瘙痒,夜间加重,同时伴有尿频、尿急、尿痛等尿路感染症状。妇科检查:外阴呈地图样红斑,水肿,有抓痕。阴道黏膜水肿、红斑,有白色块状物。

42. 支持外阴阴道假丝酵母菌病诊断的主要特征是
    A. 白带增多,有异味,呈块状或豆腐渣样
    B. 伴有尿频、尿急、尿痛等尿路感染的症状
    C. 服止痛药无缓解
    D. 阴道黏膜水肿、红斑
    E. 多发生于已婚女性

43. 白带常规示:假丝酵母菌阳性,线索细胞阴性,滴虫阴性,白细胞(＋＋＋),门诊护

士接到医生为该病人开出的医嘱:"硝酸咪康唑栓 1 枚入阴道"。为提高药物疗效,遵医嘱使用的阴道冲洗液是

    A. 2% ~4% 碳酸氢钠溶液   B. 1% ~2% 乳酸

    C. 2% ~5% 碳酸钠溶液   D. 2% ~5% 氢氧化钠溶液

    E. 1:5000 高锰酸钾溶液

44. 下列护理诊断中排在首位的应是

    A. 舒适改变　与阴道分泌物增多有关

    B. 体温升高　与炎症感染有关

    C. 有体液不足的危险　与发热导致体液丧失有关

    D. 睡眠形态紊乱　与瘙痒等不适刺激有关

    E. 潜在并发症:感染性休克

45. 遵医嘱进行阴道冲洗时病人应注意的是

    A. 双手不能触碰消毒过的区域   B. 不需要严格无菌操作

    C. 严格查对制度   D. 操作动作轻柔

    E. 冲洗头不能插入阴道过深

46. 针对此病人,护理措施正确的是

    A. 宜睡前用药

    B. 治疗前不需要排空膀胱

    C. 做好手术前常规准备

    D. 1 ~2 天禁食

    E. 1 周内忌肉、蛋、奶,忌灌肠及应用导泻剂等

三、多项选择题

47. 恶露分为

    A. 白色恶露   B. 血性恶露   C. 浆液性恶露

    D. 正常阴道分泌物   E. 阴道流血

48. 产后 2 小时产妇的护理监测要点是

    A. 生命体征   B. 阴道流血量   C. 子宫底高度

    D. 排尿情况   E. 新生儿心率

49. 四步触诊操作中站在孕妇右侧的是

    A. 第五步   B. 第四步   C. 第三步

    D. 第二步   E. 第一步

50. 测量哪条径线时需安置伸腿仰卧位

    A. 髂棘间径   B. 髂嵴间径   C. 骶耻外径

    D. 坐骨结节间径   E. 耻骨弓角度

(王　敏)

选择题参考答案

    1. E   2. D   3. B   4. C   5. E   6. E   7. B   8. A   9. C   10. D

11. A   12. B   13. C   14. D   15. A   16. A   17. E   18. E   19. C   20. A
21. E   22. E   23. C   24. D   25. C   26. D   27. A   28. A   29. A   30. A
31. D   32. A   33. A   34. D   35. C   36. D   37. A   38. B   39. A   40. C
41. A   42. A   43. A   44. A   45. A   46. A   47. ABC   48. ABCD
49. CDE   50. AB

项目九　新生儿、婴幼儿护理

【学习指导】

一、学习小结

本项目是新生儿、婴幼儿的护理,主要包括新生儿、婴幼儿的一般护理、常用治疗配合和健康指导工作。一般护理主要包括体重、身长测量,新生儿沐浴与脐部护理,婴儿尿布更换,婴儿乳瓶喂乳和新生儿抚触;常用的治疗配合有蓝光箱应用、温箱应用及婴儿口服喂药等;健康指导主要包括疾病知识指导和出院指导,主要是向患儿家长讲解所患疾病的常见原因、临床表现、治疗效果及预后等,一般安排在入院初期完成。出院指导主要针对患儿出院后的生活环境、用药、复诊及日常护理,如喂养、沐浴、抚触、更换尿布、保暖、穿衣等进行指导。

本项目中涉及的主要护理实践技能包括:

1. 体重、身长测量
2. 新生儿沐浴与脐部护理
3. 婴儿尿布更换
4. 婴儿乳瓶喂乳
5. 新生儿抚触
6. 蓝光箱应用
7. 婴儿口服喂药
8. 婴幼儿盆浴指导
9. 母乳喂养指导

二、重点、难点解析

新生儿、婴幼儿的护理主要涉及以上常用的操作技能,重点是要根据临床的具体案例具体分析,将操作技能与案例的需要结合起来,做到恰如其分,满足新生儿、婴幼儿的护理需要。

本项目中的案例描述的是一位高胆红素血症、新生儿脐炎的新生儿,入院后护士为其做体重、身高测量等入院护理评估,并执行新生儿护理常规,包括新生儿沐浴与脐部护理,婴儿尿布更换和婴儿乳瓶喂乳等,待患儿病情稳定后给予新生儿抚触;该患儿为高胆红素血症,需蓝光照射和口服药物治疗,护士遵医嘱执行上述治疗配合;患儿好转出院,护士对患儿家属进行出院指导,本项目主要阐述对患儿母亲进行婴幼儿盆浴指导和母乳喂养指导。

本项目的难点,一是要学会运用护理程序对病人进行护理评估,根据案例找出病人存在

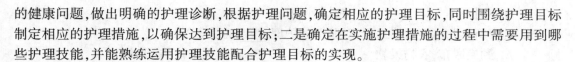

的健康问题,做出明确的护理诊断,根据护理问题,确定相应的护理目标,同时围绕护理目标制定相应的护理措施,以确保达到护理目标;二是确定在实施护理措施的过程中需要用到哪些护理技能,并能熟练运用护理技能配合护理目标的实现。

【护考训练】

一、案例分析题

患儿,男,8 天。出生第 2 天,家长发现患儿皮肤黄染,未予处理,昨日发现黄染加重、大便颜色黄,吃奶较差,来院就诊,为明确诊断收住新生儿科。患儿系 G₁P₁,足月顺产,出生时 Apgar 评分 1-5-10 分钟评分均为 10 分。无产伤、窒息抢救史,出生体重 3100g,身长 50cm,生后母乳喂养。入院后诊断"新生儿高胆红素血症;新生儿脐炎"。

问题:

1. 简述新生儿生理性黄疸和病理性黄疸的特点。

2. 引起病理性黄疸的原因有哪些?

3. 新生儿脐部如何护理?

入院后查体:T 36.8℃,P 134 次/分,R 40 次/分,BP 80/52mmHg,足月新生儿貌,营养中等,精神、反应尚可,哭声较响亮。巩膜黄染,全身皮肤中度黄染,无皮疹。心肺听诊无异常,脐部包扎,红肿,潮湿。腹软,肝、脾肋下未触及,四肢末梢温,无青紫。肌张力正常,吸吮反射、吞咽反射、拥抱反射正常。辅助检查结果:血清总胆红素测定 266.8μmol/L(15.6mg/dl)。

问题:

4. 新生儿病理性黄疸的判定标准是什么?

入院后给予新生儿护理常规、母乳或配方乳喂养(按需)、蓝光照射、口服药物等处理。

问题:

5. 简述蓝光照射的注意事项。

二、单项选择题

(一)A1 型题

1. 正常新生儿的外观特点是
   A. 胎毛多   B. 四肢屈曲
   C. 乳晕不清   D. 女婴大阴唇不能盖住小阴唇
   E. 男婴睾丸未降

2. 关于早产儿的特点正确的是
   A. 皮肤红润,胎毛少   B. 乳晕明显,有结节
   C. 耳壳软骨发育好   D. 指甲长过指端
   E. 足底光滑,纹理少

3. 足月新生儿的室温应保持在
   A. 18~22℃   B. 20~22℃   C. 22~24℃
   D. 24~26℃   E. 28~30℃

4. 正常足月儿宜生后开奶的时间为
   A. 半小时内   B. 1 小时   C. 2 小时

D. 3 小时　　　　　　　　　　E. 4 小时

5. 健康新生儿出生后第二天,对脐部的护理,**错误**的是
A. 勤换尿布,衣物柔软　　　　　　B. 脐部保持清洁、干燥
C. 接触新生儿后要洗手　　　　　　D. 严格执行无菌操作
E. 用3%过氧化氢液清洗脐部

6. 新生儿出现生理性黄疸主要是因为
A. 新生儿胆道狭窄　　　　　　　　B. 新生儿胆汁黏稠
C. 新生儿胆囊较小　　　　　　　　D. 生后过多的红细胞破坏
E. 肝脏形成胆红素能力强

7. 关于生理性黄疸描述**错误**的是
A. 生后 2~3 天开始出现黄疸　　　B. 表现为食欲下降,哭声低弱
C. 一般 7~14 天自然消退　　　　　D. 早产儿可延迟 3 周消退
E. 血清胆红素浓度 <205.2μmol/L

8. 足月新生儿病理性黄疸,下列**错误**的是
A. 生后 24 小时出现黄疸　　　　　B. 血清胆红素 <205.2μmol/L
C. 黄疸持续 2 周以上　　　　　　　D. 黄疸呈进行性加重
E. 血清直接胆红素浓度 >26μmol/L

9. 引起胆红素脑病的血清胆红素浓度为
A. 血清胆红素 ≥85μmol/L　　　　B. 血清胆红素 ≤171μmol/L
C. 血清胆红素 >205μmol/L　　　　D. 血清胆红素 >257μmol/L
E. 血清胆红素 >342μmol/L

10. 为降低高胆红素血症,防止或减轻胆红素脑病,最常用的物理方法是
A. 白蛋白静滴　　　　B. 激素口服　　　　C. 苯巴比妥口服
D. 换血疗法　　　　　E. 蓝光治疗

（二）A2 型题

11. 早产儿,生后两天,全身皮肤黄染,诊断为新生儿溶血症,患儿出现拒食,嗜睡,肌张力减退,考虑患儿并发了
A. 败血症　　　　　　B. 颅内出血　　　　C. 胆红素脑病
D. 病毒性肝炎　　　　E. 缺血缺氧性脑病

12. 28 岁产妇,2 天前经阴道分娩一女婴,昨日查房发现其乳头皲裂,为减轻母乳喂养时的不适,正确的护理措施是
A. 先在损伤较重的一侧哺乳
B. 为减轻疼痛应减少喂养次数
C. 哺乳前用毛巾和肥皂清洁乳头的乳晕
D. 哺乳后挤出少量乳汁涂抹在乳头和乳晕上
E. 哺乳时,让婴儿含吮乳头即可

13. 新生儿,女,日龄 4 天,出生后第 3 天发现乳腺肿大,目前应采取的护理措施是
A. 立即报告医生,及时医治　　　　B. 挤出内容物,以免恶化
C. 预防性使用抗生素　　　　　　　D. 无需处理
E. 对患儿乳房进行常规消毒

14. 患儿,女,足月新生儿。出生后10天,吃奶差,精神欠佳,脐部出现红肿、渗液,最可能的诊断是

    A. 新生儿感染   B. 新生儿脐炎   C. 新生儿湿疹

    D. 新生儿破伤风   E. 新生儿败血症

15. 患儿,女,生后10天。诊断为新生儿高胆红素血症收入院行蓝光照射治疗,光疗时,护士应特别注意的是

    A. 保护眼睛   B. 及时喂养   C. 监测血压

    D. 保持安静   E. 皮肤清洁

16. 足月新生儿,女,出生后5天。阴道流出少量血性液体,无其他出血倾向。反应好,吸吮有力,大小便正常。正确的护理措施是

    A. 无需处理   B. 换血治疗   C. 局部包扎止血

    D. 静脉滴注肾上腺色腙   E. 连续肌注维生素 K_1

17. 患儿,日龄5天。生后24小时内出现黄疸,进行性加重。在蓝光疗法中,下列措施**错误**的是

    A. 使用前调节好箱内的温、湿度

    B. 将患儿脱光衣服,系好尿布,戴好护眼罩置入箱中

    C. 保持箱内温湿度相对恒定,使体温稳定于 36～37℃

    D. 进行过程中适当限制液体供给

    E. 严密观察病情,注意副作用

18. 足月新生儿,出生6天。近日来,面部皮肤发黄,来医院就诊。查体:体温 36.8℃,脉搏132次/分,呼吸24次/分,食欲及大、小便均正常,诊断为生理性黄疸。正确的指导是

    A. 给予白蛋白注射液   B. 给予光照疗法

    C. 多晒太阳,减轻黄疸   D. 注意保暖,多穿衣服

    E. 增加喂养次数,促进胎粪排出

19. 早产儿,生后3天,食欲差,哭声低,测体温 34.5℃,下肢出现硬肿,皮肤发凉,心音低钝,心率100次/分,其首优的护理诊断为

    A. 营养不足   B. 体温过低   C. 有感染的危险

    D. 有窒息的危险   E. 有出血的危险

(三)A3/A4 型题

(20～22 题共用题干)

新生儿,男,生后3天。体重3200g,皮肤、巩膜发黄,血清总胆红素 280μmol/L。

20. 根据该新生儿的临床表现,应考虑为

    A. 正常新生儿   B. 生理性黄疸   C. 高胆红素血症

    D. 新生儿低血糖   E. 新生儿颅内出血

21. 应立即采取的处理措施为

    A. 换血疗法   B. 光照疗法   C. 蓝光治疗

    D. 输血浆   E. 输白蛋白

22. 对该新生儿最主要的观察重点是

    A. 尿量   B. 瞳孔   C. 体重

    D. 体温变化   E. 皮肤、巩膜黄染的程度

(23～24 题共用题干)

新生儿,女,胎龄 37 周。出生第 5 天,全身冰冷,拒乳 34 小时入院。查体:体温 34℃,反应差,皮肤暗红色,双小腿皮肤硬,橡皮样,脐带已脱落。

23. 最可能的诊断是
    A. 新生儿水肿　　　　　B. 新生儿红斑　　　　　C. 新生儿寒冷损伤综合征
    D. 新生儿败血症　　　　E. 新生儿皮下坏死症

24. 应当先采取的护理措施是
    A. 指导母乳喂养　　　　B. 复温　　　　　　　　C. 加强脐部护理
    D. 氧气吸入　　　　　　E. 遵医嘱使用抗生素

(25～27 题共用题干)

足月新生儿,第一胎,男,生后第 3 天,母乳喂养,生后 24 小时出现黄疸,皮肤黄染渐加重,查:Hb 110g/L,母血型 O,子血型 B。

25. 该患儿最有可能的诊断为
    A. 胆道闭锁　　　　　　　　　　　B. 新生儿生理性黄疸
    C. 新生儿 ABO 血型不合溶血症　　　D. Rh 溶血症
    E. 新生儿败血症

26. 该患儿护理措施**不包括**
    A. 给予光照疗法　　　　B. 输血浆　　　　　　　C. 保暖
    D. 停止母乳喂养　　　　E. 给予苯巴比妥

27. 若该患儿出现嗜睡、尖声哭叫,肌张力下降,胆红素上升至 386μmol/L,该患儿可能发生了
    A. 颅内出血　　　　　　B. 胆红素脑病　　　　　C. 呼吸衰竭
    D. 新生儿化脓性脑膜炎　E. 低血糖

(28～30 题共用题干)

患儿,6 天,足月儿。发热,拒乳,哭闹不安。查体:体温 38.2℃,皮肤、巩膜黄染,脐带根部红肿,脐窝有脓性分泌物,血常规示白细胞增高。

28. 该患儿最可能为
    A. 病理性黄疸　　　　　B. 新生儿颅内出血　　　C. 新生儿脐炎
    D. 新生儿破伤风　　　　E. 新生儿败血症

29. 引起该疾病最常见的病原菌是
    A. 破伤风梭菌　　　　　B. 铜绿假单胞菌　　　　C. 溶血性链球菌
    D. 金黄色葡萄球菌　　　E. 真菌

30. 患儿脐部皮肤护理可选用
    A. 70% 乙醇　　　　　　B. 呋喃西林　　　　　　C. 2% 乳酸
    D. 0.5% 聚维酮碘　　　　E. 3% 过氧化氢

(31～32 题共用题干)

新生儿,胎龄 38 周,出生体重 2300g,身长 45cm,皮肤红润,胎毛少,足纹明显。

31. 护士判断该小儿属于
    A. 适于胎龄儿　　　　　B. 极低出生体重儿　　　C. 未成熟儿

  D. 足月儿　　　　　　　　　　E. 足月小样儿

32. 护士为该新生儿制定的主要护理措施**除外**

  A. 做好预防接种　　　　　　　　B. 加强体温检测,注意保暖

  C. 入暖箱保暖　　　　　　　　　D. 严格执行消毒隔离制度,预防感染

  E. 鼓励尽早吸吮母乳

三、多项选择题

33. 以下关于正常足月新生儿叙述正确的是

  A. 出生时胎龄≥37 周并 <42 周　　　B. 出生时体重≥2500g 并≤4000g

  C. 头围在 36cm 以上　　　　　　　D. 身长在 47cm 以上

  E. 无畸形和疾病的活产新生儿

34. 新生儿常见的特殊生理状态包括

  A. 生理性黄疸　　　　B. 生理性贫血　　　　C. 生理性体重下降

  D. 假月经　　　　　　E. 乳腺增大

35. 病理性黄疸产生的原因包括

  A. 先天性胆管闭锁　　　B. 新生儿败血症　　　C. 新生儿肝炎

  D. 新生儿溶血症　　　　E. 先天性食管闭锁

36. 关于新生儿黄疸,健康教育的叙述正确的是

  A. 保管患儿衣物时勿放樟脑丸

  B. 保持患儿大便通畅

  C. 母乳性黄疸患儿须中断母乳喂养

  D. 红细胞 G-6P-D 缺陷的患儿忌食蚕豆

  E. 有后遗症的患儿给予康复治疗的功能锻炼

(陈美静)

选择题参考答案

1. B	2. E	3. C	4. A	5. E	6. D	7. B	8. B	9. E	10. E
11. C	12. D	13. D	14. B	15. A	16. A	17. D	18. E	19. B	20. C
21. B	22. E	23. C	24. B	25. C	26. D	27. B	28. C	29. D	30. E
31. E	32. C	33. ABDE	34. ACDE	35. ABCD	36. ABDE